Emerald Publishing Limited
Howard House, Wagon Lane, Bingley BD16 1WA, UK

First edition 2020

Slow Ethics and the Art of Care

Reprints and permissions service
Contact: permissions@emeraldinsight.com

British Library Cataloguing in Publication Data
A catalogue record for this book is available from the British Library

ISBN: 978-1-83909-198-8 (Print)
ISBN: 978-1-83909-195-7 (Online)
ISBN: 978-1-83909-197-1 (Epub)

This translation of Slow Ethics and the Art of Care by Ann Gallagher is
published under licence from Emerald Publishing Limited of Howard House,
Wagon Lane, Bingley, West Yorkshire, BD16 1WA, United Kingdom

Japanese version
©Nankodo Co., Ltd., 2022
Published by Nankodo Co., Ltd., Tokyo, 2022

Slow Ethics and the Art of Care

スローエシックス と 看護のアート

ケアする倫理の物語

訳

宮内　信治・小西恵美子

Ann Gallagher

南江堂

推薦のことば

　著者ギャラガーは「スローエシックス」の本質を思索し，「感受性，連帯，スペース，持続可能性，学問(スカラシップ)，物語」をその中心に据えました．倫理的に優れた行為とそうではない行為の考察から，ケアを倫理的に実践するには，私たちはスピードを落とす必要があると著者は言います．特に注目すべきは，ケアとそして私たちの生き方を，「スローエシックス」がどれほど変えうるものなのかが美しく描かれていることです．

米国ミネソタ大学政治学部名誉教授
Joan Claire Tronto
ジョアン・クレア・トロント

　楽しい学問と深い人間性が，この本を稀有な宝ものにしている．この本は古典となっていくだろう．ゆっくりと読み，味わうべき書である．

英国サリー大学キリスト教倫理学客員教授
Christopher Herbert
クリストファー・ハーバート

　アン・ギャラガーは，ケアの倫理の世界的な第一人者の1人です．本書『Slow Ethics and the Art of Care』では，40年近くに及ぶ経験，観察，研究をもとに，よいケアをしようとするすべての人が直面する真の倫理的選択を探求しています．私たち人間の最も緊急な課題の1つを真剣に考えているすべての人が読むべき，賢明で深い人間性を備えた本です．

ジャーナリスト，
The Art of Not Falling Apart の著者
Christina Patterson
クリスティーナ・パターソン

　コロナウイルスの大流行から高齢化や認知症に至るまで，私たちは全集団に関わる課題に直面し，よい人生を送るとはどういう意味か，私たちはお互

いにどのように関係し合って生きるべきか，社会の一員としてどうあるべきかを考えなければならない時代にいます．ケアの倫理は，命が依存し合ってつながっていることを理解するための重要なアプローチです．アン・ギャラガーの『Slow Ethics』は，ケアの本質への深い考察であるとともに，不確実な時代の中で考え，行動する実践的なガイドでもあります．ケアの倫理を研究する人，ケアを実践する人，そして広く一般の人々にも，この興味深く新しい作品は心から歓迎されるでしょう．

米国ヘイスティングスセンター
Nancy Berlinger
ナンシー・バーリンガー

　アン・ギャラガーは，すべてのケア従事者にスローエシックスの素晴らしい「バイブル」を著しました．生き生きとして親しみやすく，非常に感動的です．本書からの教訓は，私たちが置かれている変わりゆく世界に深く関連しています．すべての病院，すべてのケア施設，すべての助成機関は，この本を図書館に置き，その教訓を実践するべきです．

英国サリー大学教授
Tim Jackson
ティム・ジャクソン

　この本は，現在の厳しい状況の中で，医療・介護をどう提供するかについて重要な洞察を与え，新しいアプローチの開発を先導している．

英国ボーンマス大学，
The Journal of Clinical Nursing and Principal Academic in Adult Nursing 編集者
Leslie Gelling
レスリー・ゲーリング

　医療はペースが速い．残念だがこれが現実だ．仕事があまりにも多忙で振り返る時間もないと，医療・介護従事者は嘆いている．アン・ギャラガー教授は本書『Slow Ethics and the Art of Care』によってこの状況にブレーキを

かけようと提案している．看護学と倫理学の豊富な経験をもとに，医療提供にはスローが必要なのだと結論し，スローは贅沢ではない，避けることはできないと，説得力をもって読者に伝えている．記述は美しく，論点は明快である．ゆっくりと，できれば一杯のお茶と共に味わうべき本である．

カナダトロント大学公衆衛生学部地域家庭医学科教授

Ross Upshur

ロス・アップシャー

*For my mother, Mary Margaret Gallagher, who shows me
how to be kind
In memory of my grandmothers, Maggie Bonner and Annie
Gallagher, who role modelled resilience
And for my daughter, Kiera, who teaches me the importance
of space in care*

謝　辞

　本書に貢献してくださった多くの方々の友情と愛に感謝し，またその仲間意識に「ありがとう」と申し上げます．すべてのお名前は書ききれませんが，だからといって感謝していないのではないことをご理解ください．

　まず，私を信じて物語を提供し，各章を寛大に読んでフィードバックしてくださったEmiko Konishi，Jane Leng，Rueben Warren，Lillie Head，Anne Hughes，Jacky Spencer-Davies，Laguna Hondaの看護チームの皆さん，Giles Paiba，Robert Gannon，Christpher Herbert，Julia Gittoes，そしてPete Morrissに感謝いたします．また，Ross Upshurと匿名の査読者からは，最終稿をお読みいただいた上に非常に有益なコメントを賜り，感謝しています．もしこの本が好評であれば，それは皆さますべてのおかげです．そうでない場合は，皆さまの助言にあまり注意を払わなかった私に全責任があります．

　2017年から2018年にかけて私のサバティカルをご支援くださったサリー大学のMelaine Coward，Helen Griffiths，Emma Reamに感謝いたします．本書はその刺激的なサバティカルの旅から生まれました．

　また，サバティカル期間中に私を快く受け入れてくださった同僚や学生の皆さんにも感謝しています．米国では，アラバマ州タスキギー大学のRueben Warrenと生命倫理チーム，ニューヨーク州ヘイスティングスセンターのNancy Berlingerと同僚，カリフォルニア大学サンフランシスコ校のBarbara Koenig，Lindsay Forbesと同僚，アイルランドでは，ユニバーシティ・カレッジ・コークのJoan McCarthyと同僚，中国では，アモイ大学のYonghui Maと同僚，日本では，京都橘大学教授Noriko Kawaharaと同僚です．フルブライト奨学金を得たことで，

サバティカル期間中の経験が大幅に向上しました．この豊かなコミュニティに私を参加させてくださったElizabeth Mucha，Ana Pereiraをはじめとするフルブライトの皆様に感謝いたします．

　大事な同僚で友人でもあるAnna Coxに感謝します．また，国際ケア倫理研究所の活動を惜しみなくサポートしてくれている国際ケア倫理研究所の諮問グループのメンバーにも感謝します．Sarah Banks，Joan McCarthy，Anne Scottは参考文献を紹介してくれました．また，この数ヵ月間の留守によって私が十分な注意を払えなかったことに辛抱強く耐え，執筆中に揺るぎない前向きな姿勢を示してくれた人々にも感謝しています．絶え間ない愛情とサポートをくれたColinには特に感謝しています．友人のRob，Spencer，Sam，Dennis，Douglas，Verena，Chris，Carrie，Craig，Suzieは，定期的に私の進捗状況を確認し，本書を完成させるように励ましてくれました．

　本書を出版してくださったEmerald社のBen Doyle，原稿の提出が遅れたことに快く耐えてくださったKaty MathersとPaula Kennedyに感謝いたします．この人たちはおそらく，「スローな倫理」についての本が少し遅れてもさほど驚かなかったのではないでしょうか．最後に，本書の中の表現豊かなイラストは，Claire Smithの手によるものです．Claireは，正式な美術家であり，講師でもあります．現在は，プロフェッショナルとしてデザイナーのマネジメントや教育を行ないながら，実践を続けています．彼女は私の娘，Kieraの大切な友人です．

訳　者

宮内　信治　みやうち　しんじ　大分県立看護科学大学人間科学講座准教授

小西恵美子　こにし　えみこ　長野県看護大学名誉教授
　　　　　　　　　　　　　　鹿児島大学医学部客員研究員

目　次

序 章

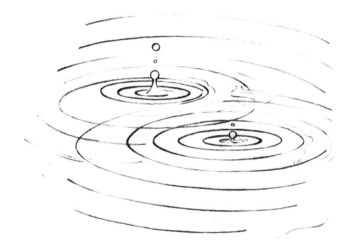

　どんなことにも物語は潜んでいるものだ．絵一枚にしても，どうしてそれが
その壁に掛けられたのか．傷ひとつにしても，どうしてその傷が顔についた
のか．単純な物語もあれば，込み入っていて胸が引き裂かれるような物語も
あるだろう．ただ，どんな物語にも背後にはその人の母親の物語が潜んでい
る．だって，母親の物語こそ，自分の物語が始まるところなんだから．
　　―アルボム（Mitch Albom『もう一日』，2006；小田島則子・小田島恒志訳，2007）

2012年，今は亡きドラモンド氏（John Drummond）のお誘いで，私は『看護の哲学：5つの問い』[Forss et al., 2013]という本の1章を執筆しました．最初の問いは，「どのようなことから看護における哲学的な問題を考えるようになったのか」というものでした．私は次のように書き始めました．

　　7歳の時，私は自分の「原罪」に責任があり，それは悔い改めれば許されるであろう，と考えるように教えられた．定期的に懺悔に参加し，十戒に対する私の罪のリストを神父に見てもらった．それは，嘘をつくことから始まり，不服従や，親に対して不誠実な考えを抱くことに及んでいたかと思う．時として，毎月の告白のねたに困ることもあった．何か告白すべきことがなければいけないということに気をもんだものであったが，逆に，そういうねたを作り上げることが結果として嘘をついていることになるのではと思うと，恐ろしかった．その頃からすでに，私には道徳的に生きることの複雑さとあいまいさの感覚が芽生えていた．

　本書は，私が生まれ育ったアイルランド北部のいなか，ドニゴールに始まり，そこで終わります．ドニゴールは，私が初めて道徳的な悩みを体験した場所でもあります．この本は，看護師として，倫理学者として，教師として，専門誌の編集者として，また研究者として40年以上にわたりケアに関わってきた私が語るものです．そして，ケアのアートを明らかにし，称え，高めていこうという強い思いから生まれました．また，ケアにおける倫理を考え，実践していくよりよい方法を皆さんと分かちあいたいという思いから生まれた本でもあります．さらに，私の母が経験したようなことが他の人に起こることがないよう，できることは何でもしたい，という思いをこの本にこめています．

母，メアリー・マーガレット（Mary Margaret）は，ドニゴールで10人きょうだいの4番目の子として生まれました．学校生活があまり好きではなかったようで，11歳の時に自らすすんで学校を離れ，地元農家の6人の子供の子守役として働き始めました．母の母，マギー・ボナー（Maggie Bonner）も早くに学校を離れ，ドニゴールの西にあるレタケニーという町まで歩いて行き，仕事斡旋説明会に参加していたそうです．そしてそこで，ある農家と話をつけると，祖母は3ヵ月から6ヵ月の期間をひと区切りに，面識のない農家宅に出向き，住み込みで働いたようです．母も祖母も懸命に働きました．「あなたのおばあさんも私も，農家さんによくしていただいて，そういうところで働けて私らは運がよかった」と母が話していました．

　父も，当時のアイルランドの男性の多くと同じように，若い時にはイングランドやスコットランドに行って建設の仕事をしていました．つつましい生活をしながら，アイルランドの田舎に残した家族を養うため，稼いだお金を送金していました．私が生まれた翌年，すでに私の妹を身ごもっていた母はスコットランドの都市グラスゴーの近くで働いている父を訪ねて行きました．

　父のところにいる時に，母は体調を崩して地元の病院に入院しました．入院してまもなく，病院内のある看護師が「赤ん坊を生みにこんなところまでわざわざやってくるあの人たちといったら……」という感じで話しているのを母は耳にしました．そのすぐ後で，その看護師が母のためにお風呂にお湯を入れてくれたのですが，お湯が熱過ぎだったそうです．でも母には，お湯が熱すぎると言う自信も勇気もありませんでした．めちゃくちゃ熱いお風呂から上がると，母の肌は真っ赤でした．その姿を見ながら担当の看護師が口にした言葉を，母は今でも覚えています．「あんたの体に出てる，その汚いぶつぶつはいったい何？」

　ドニゴールの自宅から遠く離れてひとりぼっちであった母は，これか

ら生まれてくる私の妹のことが心配でした．あの看護師の一言で，私は看護師から見下されていると思った，と母は言っていました．母はこの出来事を決して忘れることはなく，自分の娘だけは看護師になってほしくないと，その理由を語る時にいつもこの話を引き合いに出していました．母の経験を考える時，私はアンジェロウ（Maya Angelou）の言葉を思い出します．詩人で小説家のアフリカ系アメリカ人アンジェロウは，

> 経験から言うと，人というのは，
> 言われたりされたりしたことは
> 忘れてしまうものですが，
> どんな気持ちにさせられたかについては
> 絶対に忘れないものです．

　あれから60年近くたっているのに，母はあの看護師のせいでどんな気持ちになったかをいまだに忘れていません．

　だから，看護師になろうと思っていると母に告げた時，母は乗り気ではありませんでした．叔母の例にならい，私はベルファストの王立ビクトリア病院で正看護師としての教育を受けました．1980年代初めのことで，当時の北アイルランドは「争い」の真っ只中でした．その結果は壊滅的なもので，「争い」という言葉は軽すぎるほどです．1968年から1998年まで30年間続いた紛争で，3,500人を超える人々が亡くなり，10万人が身体障害に苦しみ，爆撃や銃撃を含むありとあらゆる暴力のために家族を失い，悲嘆にくれ，それが心の傷となって苦しんでいる被害者が50万人を超える結果となったのです［McKittrick et al., 2008］．

　間もなく私にわかったのは，そうした最悪の時であっても，よいケアをすることは最も悲惨な状況にある人に安らかさを提供できるということでした．

4　序　章

ケアすることは，人間に繁栄をもたらし，苦しみを和らげ，また回復が見込めない時には，人生の最後をよく生きることができるように寄り添います．私のいたあのベルファストの病院の外には宗派の違いを分ける境界線があるけれど，一歩病院に入れば，そこにいるのはケアを求める人と，喜んでケアをしようとする人だけであるということも，私はしっかりと見極めました．王立ビクトリア病院看護学校で学んでいた間に，宗派争いや差別，軽蔑といったことを話しあった記憶は私にはありません．存在していたのは，ケアは差別をしないもの，ケアは尊敬の念に満ちたもの，そしてケアはよいこと，正しいことを目指すもの，人が人にもたらす苦悩や惨状を和らげることができるもの，というごく当たり前の考えでした．

　スローエシックスについて考え，それについて何か書こうという思いに駆られたのは，2013年，ストックホルムにいた時です（その結果がこの本です）．英国ミッドスタフォードシャーの病院での患者と家族の苦悩の特質と原因の詳細な調査結果が発表された直後のことでした．サバティカル（**訳注**：大学教員に与えられる研究と休息を兼ねた有給休暇）を使って，米国アラバマ州のタスキギー大学を皮切りにニューヨークのヘイスティングスセンター，コーク大学，カリフォルニア大学サンフランシスコ校をめぐり，続けて中国のアモイ大学，日本の京都橘大学を訪問した期間に，このスローエシックスのアイデアが生まれ，まとまっていきました．

　子どもの時から，読書は私にとって最大の楽しみの1つです．学問の知識や，最も興味深くインパクトのあるものの見方を知ったのは，何にもまして，本を通してです．

　しかし，私が読書からどんなにインパクトを受けたとしても，誰かに害が及んだり，見下されたりするようなことをできるだけなくすために，自分にできることはやっていこうという気持ちにさせてくれたの

は，母の体験です．ほとんどの場合，ケアする人は自分のケアの技に誇りを持っています．ケアする人は，ケアの受け手とその家族や地域の利益を第一に考え，自分の仕事がどんなに意義深くまた名誉なことかがわかっています．しかし，ケアする人は人間です．人間は，いつも親切なわけではなく，いつも公正なわけでもなく，いつもやるべきことをそのようにできるわけでもありません．ケアにおいてなぜよくないことが起こるのか，また，ケアの実践における「べき論」を支えている考え方は，哲学的なものの見方や研究を通して理解することが可能になるのです．

「スローエシックス」は，正式なケア提供だけではなく，その他の生活場面などでも，用いることのできる考え方です．読者のみなさんは，本書の中で描かれる物語から，本書の要素 ―感受性，連帯，スペース，学問知（スカラシップ），持続可能性― について，何かをつかんでください．物語をたくさん用いているのは，「示せど，教えず」という姿勢を貫くためです．

読者のみなさん，ここまででおわかりのように，この本は私が今まで経験してきた最も素晴らしいケアの中から選びだした物語と洞察を集めたブリコラージュです．スローエシックスがケアの素晴らしさを浮き彫りにすることを願っています．

1
·····

はじめに
スローエシックスとケアのアート

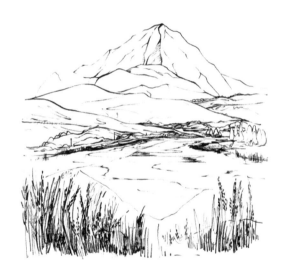

何も考えずに急いで作品を作ることに何の意味があろうか．そんなことをして
も，自分に対し，また自分の努力を見てくださる人たちに対して失礼であ
ろう．

―エクダール(Annika Ekdahl, テキスタイルアーティスト，Robach et al., 2012より)

はじめに

　「スロー（ゆっくり）」というのは私がそうありたいと思うようなものではなかったし，そのような言葉で自分のことを語られても，嬉しいと思うことはなかったろう．子ども時代に読んだ「スロー」が誉め言葉として使われているようなお話にも，何の印象も受けなかった．例えば，イソップ物語の「ウサギとカメ」では，カメが競走に勝った原因は，単に自信過剰なウサギが昼寝をしてそのまま寝過ごしたからである．私は「スロー」から次の2つを考えた．1つは知能（頭がよくない），もう1つはスピード（のろい）である．大学教員として，また，かつては恥ずかしくないタイムでマラソンを完走したこともある者として，「スロー」の概念に魅了されることはありそうもなかった．まして，その概念にワクワクし，深く関わるなど，あろうはずがなかった．2013年までは．

　その2013年，ストックホルムで短い休暇を過ごしていた時，偶然「スローアート」というテーマの展覧会に出あった．展示品はすばらしいものであった．慎重に小さく割ったニワトリの卵の殻に金色のワイヤーを通して作ったネックレス．日本製のサテン，ワイヤー，ピン，漆を使った繊細な手作りのスリッパ．道具を使わず，手で削り出したバラの花びらをあしらった陶器の椀．

　展覧会の解説書はこう書いていた．量より質，新たなものを生み出すために時間をかけること，じっくりと時間をかけてある1つの目標だけに集中する勇気と誠実さ，そして，次の世代のことを考え，素材を慎重に扱うこと[Robach et al., 2012]．その解説書では，暗黙の知識と理論的知識が区別されていた．暗黙知は，「実践と経験を通して身につけることのできる」わざであり，理論知は「難解」で「初心者」を寄せ付けない[同, p.16]．下に述べる理由から，私は「スローアート」の展覧会に触発され，同じような考えに基づいて倫理を深く考えてみよう，そして，

その倫理にアプローチする要素を作り始めようと思うようになった．

　ということで，「スローエシックス」は，高速かつ短期間であることをよしとするのではなく，ゆっくりとした持続可能な倫理への道筋を示すものとなろう．スローエシックスは，忘れっぽく，反射的で決まりきったやり方や，「危機」といわれるくらい大変な状況でも軽く受け流すような風潮を防御するために本当に必要なアプローチであると思う．スローエシックスは，人や人間以外の繁栄を促進するための倫理的価値観や人間的な方針を支えに，ケアのアートに立ち返ろうと強く呼びかけるアプローチとなるであろう．

　「スローエシックス」で考察するのは，感受性，連帯，スペース，持続可能性，学問（スカラシップ），および物語の6つの要素である．これらの要素が，文化を超えて，倫理的なケア実践への道筋を照らしだす．スローエシックスは，その場しのぎの解決に飛びつきたくなる気持ちに抗し，道徳的な混乱を和らげる．ケアや他の道徳的な実践の中のアート（技）を認め大切にして，より深く，静かで，持続可能なアプローチを示すだろうと期待している．

　第1章ではまず，スローエシックスの背景とそれが求められる根拠を述べる．続いて，「スロー」，倫理，ケアのアートという，本書の大事な考えに，読者の皆様をお連れする．

❀　背　景　❀

　ストックホルムで「スローアート」の展覧会が開かれていた頃，ある「ケア」施設での不祥事（以下，スキャンダル）がメディアの注目を集めていた．その内容は，英国ミッドスタッフォードシャーのある病院で「身の毛もよだつ」ケアの結果，2005年から2009年の間に400名を超える患者が死を回避できたにもかかわらず亡くなっていたというものであっ

た[Francis, 2013；Campbell, 2013]．この報道に続く数年，世界中の「ケア」施設における虐待，ネグレクト，侮辱的な行為や殺人を暴露する記事が次々と報じられた．

　当然，スキャンダルはケアに限られたことではなかった．非倫理的な実践や人権侵害等のスキャンダル報道に晒されたのは，軍，警察，聖職者，政治家，スポーツ選手，俳優，映画監督，銀行家，そして教師など，あらゆる職種に及んだ．人種や文化，宗教，ジェンダー，階級，あるいは性的志向を理由に人を人間扱いしなかったり辱めたりした残虐な歴史についての記事も，社会の関心を集めた．近年の，また歴史上の，過ちを正すことができるのか，それはどうすればできるのかについて，私は激しく論述している[Gallagher, 2019a]．

　非倫理的なケアの報道は，上述のミッドスタッフォードシャーのスキャンダル以前にも以後にもあり，その多くは最も脆弱で無防備な立場の人々に関わるものであった．ロブ（Barbara Robb）は1967年の著書の中で，英国北部の高齢者ケアを謳い文句にしていたある施設での虐待の詳細を生々しく報告している．その内容は，施設スタッフによる身体的暴行や食事と水を与えないことである．また，「入浴のさせ方」については次のように記されている．

　　水の入れ替えもせず一度に6～7人同時に入浴させ，それを何度も繰り返すので，ついには水が石炭のごとく真っ黒になって，排泄物が大量に浮いていた．そして，拭き上げもいい加減の極みで，汚れたタオルでポンポンとたたいたと思うと「とっととそのボロシャツを着やがれ！」の罵声．看護師が，父親世代の男性たちに，この扱い．ショックであった[Robb, 1967, p. 44]．

　この様子は本当にショックであり，ケアを任された人がなぜここまで

残酷で無礼で，人を人間扱いしなくなったのかに当惑する．ロブの著書の数年前に発表されたレポート『最後の避難所：イングランドとウェールズにおける高齢者施設に関する調査』では，当時の高齢者に対するケアの質はピンからキリまであり，多くの高齢者が清潔，安楽，介助を十分に受けられなかったことを詳述している[Townsend, 1962]．

ミッドスタッフォードシャーの件[Francis, 2013]や他のケアスキャンダルが，「思いやりの危機」という形で道徳的なパニックを引き起こし，そうした危機への早急な対策が求められた．「思いやりの危機」に対しては懐疑的な意見もあったが[MacPherson and Hiskey, 2016]，社会心理学の知見に基づく有益な論評もあった[Paley, 2014]．

ストックホルムで着想を得てからの数年間，特にサバティカルの間中，私は「危機」とされることにつながっていると思われるいくつかのテーマについてスペースと時間をとって深く考えた．以下がその，応用倫理に「スピード」でアプローチする価値観はおかしいと思ったテーマである．そしてそれらのテーマから，「スローエシックス」の要（かなめ）となりうるいくつかの要素の着想に至ったのだった．

● 「ケア」に関わっているのはどんな人々でその組織文化はどのようであるか，ということを知る努力をほとんどせずに，性急に個人攻撃をしたり悪者扱いしたりすることがよく見られた．

人のふるまいにはあいまいさや微妙なニュアンスというものがあるのだが，ケアのスキャンダルに関する報道は，そういうことにはほぼ関心がないのが特徴である．また，非倫理的な実践やモラル低下の背後には，しばしば，組織文化やロールモデル，あるいはチームの人間関係の問題がある，ということにも関心が薄い．つまり，日々のケア実践には倫理的な**「感受性」**がとても重要であること，そしてそれを促進したり阻害したりするものがあること

について，報道には正しい認識が欠けていると私は思った．

● 誤った扱いを受けて傷ついた人々に継続的に関わり，またその人々に
償いをすること．その役割についての明確さが欠けていた．
　　他の場所で人々がとっているアプローチから，我々は学ぶことが
できる．例えば米国タスキギーでは，人々が共に歴史を振り返り，
過ちを許し，道徳的な償いを目指す努力を続けている．そこには，
未来はよりよくすることができ，またよりよくなるという希望が
あり，それが，道徳的な償いを可能にし，「**連帯**」を強くすること
につながっている．

● ケアを改善するために，として提案されたものには，倫理は「スピー
ド」ではないという認識が欠けているようであった．倫理的に深く考
え，道徳的に成長するには，責任，能力，そして教育が必要である．
　　思いやりの育成訓練や，その教材の謳い文句は魅力的であり，ケ
アの指導者が思いやりなどの価値を重視したい気持ちもわかる．
　　しかし，ケア実践の倫理には，「**スペース**」と時間，それと，スタッ
フが体験し振り返り，共に学びあえる機会を備えた革新的な教育
方法の支えが必要なのだ．これは，すぐに，あるいは安価に達成
できるものではなく，長期的なサポートと評価が必要である．

●「とにかく何かしなければ」といった反射的な反応や性急で近視眼的な
行動はどこにでもあった．
　　いわゆる「思いやりの危機」をきっかけに，思いやり育成訓練や，
目新しい方法によるケアスタッフ募集などが緊急かつ迅速に実施
された．だがこうした取り組みには，根拠としうるエビデンスや
長期的評価が欠けていた．この状況を目の当たりにして私が考え

るようになったのは，ケアのアートにおける「**持続可能性**」ということである．これはどんな意味なのだろうか．そして，持続可能性の考え方を広げて，ケアする者と受ける者とのよりよい関係と，同時に自身のケアについても考えることができるようにするにはどうしたらよいだろうか．

● 過去の知見や研究を顧みないという忘れっぽさは，ミッドスタッフォードシャー報告に出てくるケアのリーダーたちの対応の特徴と思われた[Francis, 2013]．

この忘れっぽさから出てきたのが，看護における新しい価値の枠組みである．しかしそこには，倫理とケアに関する過去の「**学問（スカラシップ）**」の裏付けがない．忘れっぽいというこの残念な特徴のために，現在のケア従事者は，ケアに関わる倫理についての19世紀以来の豊かな伝統を理解し実践に生かす術を失っている．

● ケアに関する報道は二極化することがとても多く，バランスに欠け，経験によって初めて体得できる複雑性を軽視しており，状況の中の倫理的側面について議論することを活性化させるどころか，鈍化させている．あちこちで，安易な仮定や推論に性急に飛びつくことによるバランスの欠如が起こっている．

悪いケアを受けた人の体験や苦悩などのスキャンダルの面に報道が集中するのはわからなくもない．しかしケアの場では，人間的なよいことがたくさん行なわれているのだ．それらの，よい側面に光を当てることが大切である．あるケア従事者は私に「よいことは誰も報道しない」と言っていた．ケアをめぐるこのようなアンバランスを正すのに，「**物語**」が極めて重要であると私は考える．

この6つのテーマが，倫理をケアの実際面に生かすアプローチの開発につながったのである．それを「スローエシックス」と名付けたのは，「スロームーブメント」について読んだことがきっかけである．

スロームーブメント

2013年にストックホルムで着想を得た後，私は急いで自宅に戻り，「スロームーブメント」に関連するあらゆる本を注文した．

最初に読んだオノレイ（Carl Honoré）の『減速礼賛：スピード狂時代への挑戦』（2005）から，現在定着している「スロームーブメント」の詳細を知ることができた．その本には，スローフード，スローシティ，スロー医学，スローセックス，スローレジャー，そしてスロー子育てといったものがどう発展したかについて書かれていた．また，日本の「ナマケモノ倶楽部」（http://www.sloth.gr.jp/E-index.htm），米国の「Long Now Foundation」や，オーストリアの「時間減速協会」（http://members.aon.at/ro.neunteufel/decelera.htm）といった国際的な団体も紹介されていた．

オノレイがローマの空港で経験した突然のひらめきは印象的である．ロンドン行きの便に間に合わせようとゲートに急ぎつつ，ざっと新聞の見出しを見ている時に，ある記事が彼をとらえた．

「1分完結！ 添い寝のための物語」，手間のかかるちびっこ相手のお父さんお母さんを助けるために，現代の作家たちが有名なおとぎ話を60秒に抜粋要約．童話作家アンデルセンが会社の重役用に作品概要を作ったと思えばよい．とっさに私は「見つけた！」と心の中で叫んだ．その当時，私は夜な夜な2歳の息子に悩まされていた．息子は，寝床で長い物語を穏やかな，ゆっくりしたスピードで読ん

でもらうのが大好きなのである．もっと短い本を選んで急ぎ足で読んでやったりすると，よくケンカになった．「パパ，読むのが早すぎるよ！」と泣き出すか，僕が部屋を出ようとすると，「もう1つ，お話読んで！」

　オノレイは，自分はわがままだと感じつつ，時間内にこなさねばならないことの数々を挙げている．読者の多くも思い当たるであろう．夕食の支度，読まなければならないメール，処理すべき請求書，知っておくべきニュース，増える一方の仕事．「1分完結！　添い寝のための物語」の魅力も理解できないわけではない．しかし，そのシリーズ全巻をアマゾンがどれくらい早く届けてくれるかと考え始めた途端，オノレイの良心が目覚め，彼は自分に問うた．

　　自分は頭がどうかなってしまったのではなかろうか？（中略）生活全般が，まるで1時間おきに次々にものを詰め込むような，急いで動き回るだけのものになっている．これでは，『クリスマス・キャロル』のお話に出てくるケチのスクルージ爺さんがストップウォッチを持っているようなものだ．ほんのちょっとの時間も無駄にするのを嫌って，あっちで1分，こっちで数秒稼ぐことに躍起になっている．それも，私1人ではない．周りの誰もが，同じ渦に巻き込まれている．

　オノレイの赤裸々な告白を読んで，私は自分の生活のペースと優先順位を振り返ってみた．彼の本のおかげで，スロームーブメントについてもっと読んで学びたいと思った．スロームーブメントの起こりは，1986年にローマでファーストフードレストランの開店にペトリーニ（Carlo Petrini）が抗議したことがきっかけだそうである．彼は「スロー

フード」の生みの親である．「スローフード」は，速さよりも味わいを大切にし，グローバルな輸送網で運ばれてくるものよりも，地元産品が高く評価される．詳しくは『スローフードの物語：政策と喜び』に報告されている[Andrew, 2008]．「スロートラベル宣言」は2009年ガードナー（Nicky Gardner）によるものである．

　最近では，「スロー医学」「スロー哲学」「スローリーディング」「スロープロフェッサー」「スローワーク」などのサブテーマを扱った本も出ている．スイート（Victoria Sweet）の『スロー医学』（2018）には特に興味を持った．というのも，彼女は20年以上サンフランシスコのラグナホンダ病院に勤務したのだが，私はその病院を訪問し，スタッフに会う機会があったからである．ラグナホンダで医師として働くことの難しさと喜びを，正直に，謙虚に，人道的に，そして経験豊かに綴った旅の自叙伝は参考になる．彼女の医療における「スロー」へのアプローチも参考になる．著書の中で，彼女は「この "スロー" という "癒し方" がどのように自分の目の前にあらわれたか」を次のように記している．

　　笑顔で両手を上げて　―癒しの手を―　私に見せてくれる医師．出かけようと戸口に立ち，車に乗り，命を救おうとしている看護師．破裂寸前に摘出された自分の動脈瘤が浮かんでいるガラス瓶を私に見せてくれた患者……どれも，スローを構成するものの象徴．それは単に魂だけではなく，専門性，知識，努力，論理，そして「方法」でもある[同, pp. 11-12].

　また，「認知症ケアにおけるスロー看護の意味」という論文もある[Lillekroken et al., 2017].
　教育実践の観点からスロームーブメントについて学際的に論じたエッセイ集に『教育のスピード至上主義に物申す：大学の人文芸術学教育に

おけるスロームーブメント』がある[Gearhart and Chambers, 2018].
その緒言では,『思考, ファーストとスロー』[Kahneman, 2011]の中の
「Fast理論」を引用し, 我々は「素早く思考するためにコンピュータにつ
ながれている」と述べ, 速さと忙しさをよしとする世の中の傾向は技術
革新に起因するとして, 以下のように続けている[同, p. 8].

> 24時間365日, 情報がものすごい速さで入ってくる生活を続け
> ていると,「時間は"前後"の区別も"ここ"と"そこ"の区別もなく,
> 情報で飽和状態になった瞬間が狂ったように連続する"ハイパー現
> 在"と呼ばれるものになる恐れがある」[同, p. 8].

　エッセイ集への寄稿者の1人であるヒル(Rebecca Hill)は, 教育にお
ける「スロー」の重要な側面に注目し, 学生への課題の多さや, あちこ
ち検索することによる「注意の断片化」といった問題を述べている[Hill,
2018, p.168]. 彼女は, 大学当局が教員に論文を書けと圧力をかける
が, それが逆に教員の読書時間を削ってしまっているという「矛盾」を指
摘している. また, 彼女は『スローな教授:大学のスピード至上主義へ
の挑戦』[Berg and Seeber, 2017]を引用し, 読書のための「かけがえ
のない時間」が極めて重要だと述べている.
　ヒルが引用した上記の書は, 現代の大学が抱える多くの課題を取り上
げ, 振り返りながらの熟考と批判的思考にとって, 時間とスペースを確
保することがどんなに貴重なことかを力説している. また研究をすると
いうことについても, 同書は次のように述べている.

> スローダウンとは, 研究における熟考, いくつかの研究の関連
> 性, 成果, および複雑さの重要性を確認することである. ゆっくり
> 取り組むことで, 研究の機が熟すのに必要な時間をかけることの意

味がわかるし，早く成果を出せという圧力への抵抗ともなる[同，p. 57]．スローダウンは，倫理的な視点を導入することに他ならない．機械のようにふるまうことは自分を傷つけることだという自覚が必要である．（中略）反対に，スローダウンをすることは，他者の存在と他者性を認める余裕を持つことである．そしてその意味において，スローダウンすることは倫理的な選択なのである[同，pp. 58-59]．

さらに同書は，教育におけるスローな取り組みとして，楽しみや喜び，ユーモアの重要性にも着目している．これらは，我々が仕事や生活で簡単に忘れたり期待しなくなったりしているものである．

一般書にも，「スロー」をテーマとしたものがある．例えば『ナマケモノの哲学の小さな本』で扱うSLOWは，Sleep in（よく眠ろう）；Leave your phone at home（スマホを家に置いていこう）；Opt out（身を引こう）；What's the rush?（なにをそんなにあわてているの？）の頭文字である[McCartney, 2018]．禅僧による著書『歩みを緩めて初めて見えてくるもの』も，「スロー」に関して興味深い一石を投じている[Sunim, 2012]．この本は一連の短いエッセイでできていて，休息，マインドフルネス，情熱，愛，人間関係といったテーマを取り上げており，それぞれのテーマにメッセージが添えられている．また，アイルランドの料理研究家は，『仕事はゆっくりと：24時間スイッチオンの世界でいかに仕事量を減らし，より多くを達成してバランスを取り戻すか』というテーマの本を書いている[McElwain, 2017]．

タイトルに「スロー」はないが，それに関連する内容を扱った本には，『考える時間：人の心に灯をともす傾聴』[Kline, 1999]や，『ケアの時間：患者と仕事をどう愛するか』[Youngson, 2012]がある．さらに，「スローラジオ」（例えば，https://www.bbc.co.uk/programmes/p05k-

5bq0)や「スローテレビ」といったメディア版「スロー」もある[Heller, 2014].

　こうしてみると,「スロームーブメント」に関連する著作や新たな試みは多数あり,その範囲が広がり続けていることがわかる. これらの中で,批判にしっかりと耐えることができ,教えることが可能で,「スローエシックス」の支えとなりうるテーマとは何であろうか.

　次に挙げるテーマがそれに該当しそうである.

- 熟考し,批判的に考えるための時間とスペースをとること
- 物語を語ることを勧め,注意深くそれに耳を傾け,ゆっくりと正しく判断すること
- テクノロジーとの関わりを限定すること：テクノロジーが人とのつながりを阻害する時は特に
- 日々の実践の中でスローを活用できる戦略を実行すること：立ち止まる,バランスを保つ,深呼吸する,笑う,傾聴する
- 他者と自分自身に親切にすべく努力すること：公平な,愛あるまなざしで自他を見つめる
- スピード信仰の誘惑と圧力に抵抗すること
- よい仕事には時間がかかるということを理解すること
- ゆっくりと時間をかけて読み,過去と現在の学問から学ぶこと
- 「スロー」とは速度を落とすことだけでなく,他者や動植物,また我々の環境や人工物に可能な限り注意を向けることでもある,という理解を持つこと
- 量よりも質が大切だということを思い起こすこと
- 我々は今この瞬間に,他者や動植物,また不思議に満ちた環境の存在を味わい,そしてそれらから喜びを得ていると確信すること

「スローエシックス」の価値を知っていただくために,ケアのアート,

倫理，そしてケアにおける道徳的な問題を，以降の節で述べていく．

ケアのアート

　哲学者で都市計画の教授であったショーン（Donald Schön）は，「省察的実践」（**訳注**：実践家は実践しながら自分の行為を振り返り反省しているという理論で，「反省的実践」ともいわれる）に関する多くの業績を残している．なかでも『省察的実践者の教育』(1987)は，最も大きな影響を与えた早期の著作の1つである．その緒言は次のように始まっている[同, p. 3].

> 　専門職の実践を様々な地形にたとえるなら，そこには泥沼を見下ろす地盤の硬い高地がある．その高地では，研究に基づく理論や技術を用いれば問題は解決しやすい．泥沼では，技術で解決できない複雑で混沌とした問題がある．皮肉なことに，高地の問題は大体において個人や社会にとって大した問題ではないのに対し，泥沼には人間にとっての最重要課題が横たわっているのだ[同, p. 3].

　ショーンは，実践者はこの2つの地形のどちらか，つまり，高地にとどまるか，「重要な問題と雑多な問いに満ちた泥沼」に降りていくかを選ばなければならないと述べている[同, p. 3].

　私は，ケアと教育の実践について考える上でこの緒言の影響を受けてきた．ショーンの考えは，自分が何者であり，ケアの実践とそれに関する教育や研究活動で我々が何を目指しているかを強く意識させてくれる．彼は「技術的合理性」と「専門職の技としてのアート」を明確に区別しており，この考えは私の考える「スローエシックス」の目的に大いに役立っている．前者は「実証的哲学から派生した実践に関する認識論であり，そこで認識される実践者は，問題を解決するにあたって特定の目的

に最も適した技術的方法を合理性に基づいて機械的に選択するような存在である」[同, p. 3].

　後者の「専門職の技（わざ）としてのアート」については, ショーンは以下のように洞察している.

　　（それは）実践における独特の, 不確かな, また矛盾するような状況において, 実践者が時として見せる能力のようなものだ.（中略）そのアートは, 我々の日常生活でなじんでいる数多くの認識や判断, また器用な行動に見られる能力が, より先鋭化され, 深まったものである[同, p. 22].

　専門職の技（わざ）としてのアートにとって重要なことは, 「行為の中の振り返り」, すなわち行為の「瞬間」に, 振り返って考える過程である.「行為の中の振り返り」は, 実践者がルーチンの実践で「驚き」に出会った時, 用いた知識と方法や「その場」でとっていた試みを振り返り, 問い直しをしたりした時にあらわれる.

　スローエシックスとケアの実践で非常に重要と思われるのは, 以下の３つの振り返りである. すなわち, 概念と理論の振り返り, ケア実践の中の人々（人間関係を含む）と出来事の振り返り, そして, 自身の思考, 感情, 振る舞いの振り返りである.

　概念と理論の振り返りについては, ブラックバーン（Simon Blackburn）の『思考』が参考になる[Blackburn, 1999]. ソクラテスは, いかに多くを知っているかよりもいかに自分がものを知らないかを自覚していたといわれる. ブラックバーンはそのソクラテスを引用し, 「どう知るか」と「何を知るか」を区別する[同, p. 5]. 自己省察について, 彼は次のように述べている.

人間には，絶えず自らを振り返る能力がある．我々は習慣的に行動するが，その後で，その習慣について振り返ることができる．我々は何かを考えるのが習慣になっているが，それに続いて，考えている内容について振り返ることができるのである．

　そしてブラックバーンは，「我々はなぜ振り返りや哲学的思考をするべきなのか？」に対し，3つの答えを挙げている．まず，それ自体がよいことであり，そうした精神の営みに我々は悦びを感じることができるから（高地の反応）．2つ目は，振り返りは「絶えず実践とともにあり，我々は自分の行為をどう考えるかによって，そのやり方を変えたり，やるかやらないかを決めたりしている」から（中間地の反応）．そして3つ目が，低地の反応である．

　　　ある状況について振り返りをすることで，自分のものの見方がゆがんでいないか，盲目的になっていないか，自分のやり方に固執して議論していないか，単に主観的になっていないかを，一歩下がって確認することができる[同, p. 11].

　要は，行為の中の振り返り，行為についての振り返り，そして，自分の外と内で起こっていることの振り返りが，ケアのアートにとって，またスローエシックスの実践にとって決定的に重要な能力なのである．
　さて，英語の「care」は，名詞でありまた動詞である．名詞では「ケアを受ける（have cares）」「世話（ケア）をする（give or take care）」，動詞では「他者を思いやる（care for and about others）」というように用いられる．「care」の語源は古英語のcaruまたはcearuで，「悲しみ，不安，悲嘆」「心の重荷」という意味であったという．また，語源的に「care」には安全や保護を目的とした責任，監視，注意，配慮という意味もあり，

現在の「世話をする（take care of）」につながる．「care」に義務や好意といった肯定的な感情に関係した意味があらわれるのは15世紀からである（https://www.etymonline.com/word/care）．

　日常生活や仕事ではケアが至るところにあらわれる．文学や文献においてもそうである．数はあまりに多く，本書の最初の章でケアをきちんと分類することは難しい．最近では，ケアに関する文献は倫理の分野に最も多く，メイヤロフ（Milton Mayeroff）の『ケアの本質』（1971）はその1つである．例えばメイヤロフはケアの意義について次のように述べている．

　　　他者をケアすることの最も重要な意味は，その人の成長と自己実現を助けることである．

　メイヤロフは，「ケアリングの主要な構成要素」として，知ること，リズムを変えること（今相手に行なっているケアが適切なのかを考えることと，そのケアの意味を広く社会や環境を見渡して考えることを繰り返す，という意味），忍耐，正直，信頼，謙虚，希望，勇気を挙げている．
　ローチ（Simone Roach）は，ケアすることは「人間の存在様式」であり，「人間の成長だけでなく人間を世話するという点において本質的なもの」であると述べている[Roach, 1992, p. 3]．彼女は，ケアリングの属性は，思いやり（Compassion），能力（Competence），自信（Confidence），良心（Conscience），責任感（Commitment）の「5C」であるとしている．ただし，「6C」を提唱している英国の看護リーダーシップの文書では，ローチの「5C」は認められていない[Baillie, 2017]．
　政治哲学者のトロント（Joan Tronto）は，ケアの倫理についてわかりやすい論述を行っており，最も頻繁に引用されている．トロントらは，ケアを次のように定義している[Tronto and Fisher, 1991]．

最も一般的なレベルでは，ケアは人間の種としての活動とみることができる．その活動は，我々が可能な限り我々の「世界」で生きていくために，「世界」を維持，継続，修復しようと行うことすべてを指す．「世界」とは，我々の身体，自我，そして環境である．我々は，生命を維持する複雑な網の中にこれらすべてを編み込むことを追求している[同, p. 61].

　トロントによれば，ケアには4つの相がある．それらの概略は以下のとおりである．

（1）「気にかける（Caring about）」：何かが求められており，それに応じて何かをすることができる（例えば慈善事業に寄付するなど）と認識することで，ケアの出発点である．この相で求められる倫理的な態度は「気遣い（attentiveness）」である．

（2）「面倒を見る（Taking care of）」：ケアを求めている人に対して，面倒を見ようと準備することである．「責任」を自覚することがこの相で求められる倫理的な態度である．

（3）「実際にケアを提供する（Care-giving）」：ケアを求めている人に実際にケアを行うことで，ここで求められる倫理的な態度は「能力」である．

（4）「ケアを受ける（Care-receiving）」：ケアの受け手の反応に焦点を当てることである．ここで求められる倫理的な態度は「応答性」である［Tronto, 1993；Gallagher in Scott, 2017a；Olthius et al., 2014].

　ケアとケアリングは複雑な現象であり，以上は私がケアに関する膨大な文献の表面をなぞっただけのものである．しかし，本書の中では，物語が「ケアのアート」を「教えるのではなく語る」．その物語が最高のケアを語り，ケアのアートに携わる人々に大きな支えとインスピレーション

をもたらしてくれるであろう．それが，私の望みである．次の節では倫理を概観する．

倫　理

　倫理の文献は数多くあり，またその歴史は長い．倫理的な内容に触れている最古の文献は5000年前にさかのぼる[Singer, 1991]．多様な文化と伝統が，道徳的な営みについて様々な理論とアプローチを生み出し，正しい行ないとは何か，よく生きるとはどういうことかを，ルールや指針，手引きなどで示している．この数十年，欧米の道徳哲学の世界では3つのアプローチが優勢であり，バロンらはその3つを次のように紹介している[Baron, Pettit and Slote,1997]．

　　最近では，おおよそ次の3つの考え方が主流になってきた．すなわち，人間活動を結果の良し悪しのバランスによって評価する結果主義，道徳性の基礎として普遍的な法則を理想と考えるカント倫理学，そして，よい性格や動機を持つ道徳的主体の視点から道徳の問題を考える徳の倫理である（同，p. 1）．

　医療や社会の中のケアに応用した倫理には，これらすべてのアプローチが関係している．結果主義の1つの功利主義は，「最大多数の最大幸福」を主題に，資源の配分[Marseille and Kahn, 2019]や公衆衛生[Bellefleur and Keating, 2016]などにおける意思決定に重要な考え方を提示している．功利主義について広く知るには「功利主義の歴史」に詳しい[Driver, 2014]．
　カント倫理学は義務論（別名：義務に基づく倫理学）の1つで[Alexander, 2016]，専門職の倫理指針や規則文書等で中心的な役割を占める

ことが多い．一般的に，専門職の倫理綱領はサービスの受け手に対する専門職者の義務を示している．例えば，英国看護師助産師の倫理綱領（2015）では，看護職の義務として以下のような事項を謳っている：人々を第一に，実践は効果的に，安全保持，専門職意識と信頼の促進（https://www.nmc.org.uk/standards/code/read-the-code-online/）．

　徳の倫理は道徳的主体である個人の資質に焦点をおく．このアプローチは個人生活でも職業生活でも非常に大事であると考えられ，私は最も好んでいる．徳の倫理に初めて出会ったのは1990年代の初めに大学の夏季公開講座に臨む前であった．私はその助手に応募していて，教材に『人生を始める』[Hursthouse, 1987]が割り当てられた．「何かを学びたければそれを教えるのが一番」とよくいわれる．夏季講座の間，私は教材の著者本人に会えたし，徳の倫理に関する彼女の講義が聞けたし，色々な学生と交流でき，とても楽しかった．学生たちはやる気満々で，多くを学び，また大いに楽しんでいた．教材の『人生を始める』は議論を大変盛り上げた．そして私は，教材著者の新アリストテレス学派的な徳の倫理の解釈が説得力を持っていることに気が付いた．これが，チャドウィック（Ruth Chadwick）の指導下での私の博士論文「ヘルスケアの徳と専門職教育」[Gallagher, 2003]に，またその後の，バンクス（Sarah Banks）との共著『職業生活における倫理：ヘルスケアと社会的ケアのための徳』[Banks and Gallagher, 2009]の出版につながったのだった．

　以来，職業生活における徳の倫理に関して意義深い活動が行なわれている．例えば，2012年英国バーミンガム大学の徳と人格研究に関するジュビリーセンターの設立がある．このセンターは，研究者，教育者，実践者を集めて徳と人格に関する学会を毎年開催している．200を超える出版物を出し，人格教育の哲学に基づく学校を設立するなど，その業績は目を瞠るものがある[Arthur, 2020；Carr, 2018；Carr et al., 2017；Kristjánsson, 2020；Kristjánsson et al., 2017など]．

当然ながら，個人の生活や職業生活における倫理アプローチは，功利主義(結果主義)，カント倫理学(義務論)，徳の倫理だけではない．ほかにも，興味深い倫理的視点が多数あり，どれも進化を続けている．ナラティブ倫理，フェミニスト倫理，4つの倫理原則に基づくアプローチ，解釈学的倫理，実存主義的倫理，ケア倫理などがそれである．ケア倫理は「ケアの倫理」ともいわれ，このアプローチでは色々なとらえ方を生み出そうとする活動が活発である．ギリガン(Carol Gilligan)，ノディングス(Nel Noddings)，上述したトロント，ヘルド(Virginia Held)，ガストマン(Chris Gastmans)などが，ケアの実践における倫理的側面を焦点に洞察を行っている[Scott, 2017aの中のGallagherの論考]．本書では，尊厳や見捨てないことなどの，ケアの倫理のいくつかの特徴を，これ以降の章で考察していく．

　様々な倫理アプローチは様々な文化の文脈から来たものだということにも注意を払う必要がある．例えば，中国や日本の倫理は，儒教，道教，禅などの哲学的伝統の上にある．文化やケアは多様であり，その文脈の中での倫理は，異文化に対する感受性なくしては語れない．倫理教育ではどれが最もよいアプローチなのだろうか．その問いに対する意見の収束はとても難しい．

　オンライン公開コースで「ケアにおける倫理的意思決定」を取り上げた時は，我々は次の3つのアプローチに絞った．「4つの倫理原則のアプローチ」([Beauchamp and Childress, 2019；Gillon, 1986]，本書第6章)，「人権のアプローチ」(例えば，[Brysk, 2018])，そして「徳の倫理のアプローチ」(https://www.futurelearn.com/courses/ethical-decision-making-in-care2)である．

　次章以降で示したいと考えている「スローエシックス」を最もよく特徴づけるのは徳の倫理のアプローチである．私がこのアプローチに惹かれるのは，本書の序章で触れたように，自分には懺悔をしたいような傾

向があることと，好奇心旺盛な性分であることが，おそらく関係していると思う．コント‐スポンビルは似たようなことを述べている[Comte‐Sponville, 2002, pp. 5-6].

あえて美徳について書くと，自尊心は常に傷つけられ，自分の凡庸さを何度も痛感させられることになる．美徳はどれも，峡谷をなす2つの悪徳の間の頂上である．臆病と向こう見ずの間の頂上が「勇気」，隷属と自分本位の間に「尊厳」，そして，怒りと無関心の間には「やさしさ」がそびえる．しかし，それらの頂に絶え間なく立ち続けられる者がいるであろうか．美徳について考えるということは，我々がその美徳からどれほど離れた距離にいるかを測ることに他ならない．（中略）美徳について考えたところで，我々の徳が高まることはないだろう．いずれにせよ，自らを高めようと思えば，考えるだけでは不十分である．ただし，考えるだけで高めることのできる美徳が1つだけある．それは，謙虚さである[同, pp. 5-6].

我々人間は，誤りやすく，堕落しやすく，弱さや悪に陥りやすいものである．我々の欲望は，よくありたい，よい行ないをしたいという意志とは必ずしも一致しない．そこで，本章の最後にあたる次節では，倫理的なケアのアートを損なうか，不可能にする可能性のある道徳的な問題や危険性を取り上げる．

❋ ケアにおける倫理的問題 ❋

上に述べたように，ケアに関わる問題は今に始まったことではないし，特定の実践や職種に限ったことでもない．また，よくないことが起こった時に危機をあおったり，道徳的見地から怒りを発したり単純な説

明や短絡的な解決策を示したりするのは安直すぎる．道徳的な生活はそのような単純なものではないのだ．

　ケアにおける非倫理的な実践の背後には複雑な要因が絡んでおり，その理解は一筋縄ではいかないが，次のような道徳的問題を知っておくことは大切であろうと思われる．これらについては，ジョンストンがより詳しく説明している[Johnstone, 2013]．

　道徳的無知：倫理的／道徳的な問題に接しても対処する知識も経験もすべもないと感じる状態．道徳的に無知な者が倫理的な問題が潜んでいる状況（例えば，第5章「持続可能性」の年老いたエドワーズ氏と飼い犬のベラが抱えるような状況）に出会うと，それについて考え抜くことも，心配な気持ちをきちんとあらわすこともできないと感じるだろう．研究者やケアする人がこの状態であると，職務上とるべき責任は果たせない．

　道徳的盲目：これは，例えば，ケアあるいは研究の場面で，その中の倫理的側面が見えなかったり気が付かなかったりする場合に起こる．ある研究者は，その研究に関わる科学的知見を熟知し，彼の臨床領域ではエキスパートとされているかもしれない．しかし，道徳的に盲目であれば，自分の研究が対象者に与える倫理的影響に気付くことはない．第3章（連帯）の物語に登場する医師たちには，この点に問題があったと考えられる．

　道徳的苦悩：これは，正しいことだとわかっていながらそれを実行できない時に感じる辛さのことで，看護倫理の研究で大変注目されている．ある研究者・実践者は倫理的に問題があると感じ，罪の意識にさいなまれて辛いと思うかもしれない．場合により，このような辛い感情が離職につながることもある．第6章（学問：スカラシップ）の物語に登場する看護師たちはケアを拒む患者に接している．彼らが道徳的苦悩を感じていたかどうかは明らかではないが，感じていたとしても，何ら不思議はない．

不道徳：事の善悪を知りつつ，悪いことを選んで行なうことである．ここでも，悪い行為に関わっている専門職者に悪いことをしているという自覚があったかどうかを知ることは難しい．しかし，そうした行為の後で，罪の意識や，もしかすると恥の感情を持つことは，あるかもしれない．1960年代に報道された高齢者虐待やネグレクトに関わった看護師については序章で触れた．その看護師たちは不道徳的であったか，もしくは反道徳的であった可能性がある．

反道徳：これは，倫理的な原則や指針を受け付けず，道徳を拒否することを意味する．人は時として自己利益に心を奪われ，相手の幸福などどうでもよく，自分がしてほしいことをさせようと相手を操ったり，時には強制したりすることがありうる．第3章（連帯）で考察する米国公衆衛生局の医師たちは，反道徳的であったのだろうか？

　本書を読み進めながら，ケアのアートを高めたりダメにしたりすることについては別の説明もできると考える読者もおられると思う．道徳的問題は，個人的な要因によることが多いかもしれないが，非倫理的な実践には組織文化も大きく関係するという認識が高まっている（例えば，[Parker et al., 2013 ; Pauly, 2009]）．

❀ おわりに ❀

　本章では，「スローエシックス」が生まれたいきさつを述べ，この後に続く章の背景として重要な，ケアのアート，倫理，および道徳的問題の概略を述べた．

　この後の各章では，スローエシックスの6つの要素，「感受性」「連帯」「スペース」「持続可能性」「学問（スカラシップ）」「物語」を順次検討，考察していく．各章は物語で始まる．それら物語が，ケアのアートにおけ

るスローエシックスの要素1つひとつに光を当てる．いずれも，私のサバティカルの旅の中で出会った中から注意深く選んだ物語である．フランク（Arthur Frank）は次のように述べている[Frank, 2010].

　　物語は人生を生き生きさせる．それが物語の役目だ．物語は人々とともに，人々のために，また常に人々を語り，現実とは何か，なすべきこと，避けるべきことは何かを示してくれる．人生は我々が語る物語次第だ．物語が伝える自己への感覚，物語を共有することで作られる人間関係，そして，物語がやろうと言い，またやめておこうと言う目的の感覚が，生き方に影響するのである[同，p. 3].

2

• • • •

感受性
一杯のお茶

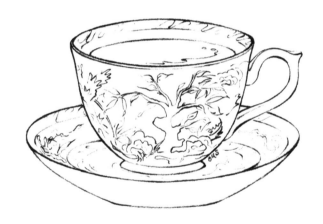

茶道は，純粋と調和を，人が互いに思い遣りを抱くことの不思議さを，社会秩序のロマンティシズムを，諄々と心に刻みつける．それは本質的に不完全なものの崇拝であり，われわれが知っている人生というこの不可能なものの中に，何か可能なものをなし遂げようとする繊細な企てである．

―岡倉天心（『茶の本』，1906；桶谷秀昭訳，1994）

はじめに

　私には忘れられない言葉がある．20年以上前の共同研究で，高齢者とケア提供者にとって尊厳とは何を意味するか，教育的な介入によってケアにおける尊厳は高められるのかを探求していたのだが，研究に参加してくれたある高齢女性の言葉に，私は驚いた．「あなたにとって尊厳とは何ですか」というこちらの問いに，彼女はこう答えたのだ[Seed-house and Gallagher, 2002]．

　「尊厳とは，お茶を飲む時，カップに受け皿がついていること」

　ケアに応用する視点で倫理を教え，研究する時，この女性の言葉はいつも私の頭から離れない．その言葉は，相手に関心を向けて気遣うこと，きちんと質問し相手に耳を傾けること，また，相手の嗜好と文化的背景を真剣に考えることがいかに重要かをあらためて想い起こさせる．ケアにおける尊厳の促進のために多くの手順書や指針が作られ，実際にその数は多い．だがそれでも，ケアにおける尊厳は，ケアする者が相手の個別性に細心の注意を向けることからあらわれることのほうが多いのだ．

　本章で焦点とする倫理的感受性は，スローエシックスの重要な要素である．倫理的感受性があるから，私たちは対象者のそばにいて，その人を全人的に受け止め，注意深く傾聴し，時間をかけて判断を下すことができる．

　私は，小さい時からの家のしつけと，最近のサバティカルの旅で様々な文化に接したことから，茶の作法の重要性を理解できるようになった．ロンドンから米国アラバマへ，また中国アモイから京都へと旅した中で出会った茶には，相手をもてなす心とケアが特徴的にあらわれていた．茶を飲むということについて歴史的，哲学的に探究すると，興味深い背景が浮かび上がり，それが，文化を横断して倫理的感受性とスロー

エシックスを深く考えることにつながっていく.

　ケアにおける倫理的感受性の新たな側面に光を当てるため，日本におけるケアの文脈で実際にあった物語をお伝えしたい．日本の看護師 加藤氏(男性，仮名)の語りを，日本の看護倫理学者の小西恵美子が，同看護師の承諾を得てシェアしてくれたものである.

❀　# 物　語　❀

　40歳の男性患者 太田氏は，化学療法の最終ラウンドを終え，腹水貯留や疼痛があり，不眠を頻繁に訴えていた．様々なストレスや不安を感じていることが見てとれたが，他の看護師や私が話を聞こうと訪床すると機嫌を損ね，「そんな話をお前にする必要はない」などと強い口調で拒否することが多かった.

　ある夜勤中，太田氏が不眠を訴えられたため，睡眠導入剤を勧めたが拒否された．「何か気になることがありますか」と尋ねると無言のままであった．「お茶でもしますか?」とナースステーションに誘うと了承された.

　ナースステーションで，2つの湯呑みにお茶をいれ，1つは太田氏に，もう1つは自分用に持っていき，私は記録作業を再開した．太田氏は隣に座り，お茶のぬくもりを感じるように両手で湯呑みを包み込んでいた．こちらから話しかけたりはしなかったが，そのうち，「死ぬのが怖い」と言葉を発し，それから，治療で家族に金銭的な負担をかけていること，子どもに大事なことを色々伝えているが伝わっているかどうかわからず，つい声を荒らげてしまうことについて，ぽつりぽつりと語っていた．最後に，「話を聞いてくれてありがとう，静かだね，いつもこんな風景をみながら仕事してるんだね」と言って彼はベッドに戻り，眠剤なしで入眠された.

やがて，家族の面会後，奥さんから，「今日は入院して初めて穏やかに話ができました」と報告があった．最期が近づき，セデーションが必要かという段階になった時，太田氏は，子どもと最期まで話がしたいからと，強くかけることを希望されなかった．

　あの時，最後に言った「静かだね……」という言葉は，一時的ではあるが患者でない人間の働く空間に身をおき，一杯のお茶を共にすることで，看護師と患者ではなく人間と人間の語らいにつながり，お互いに1人の人間として話がしたかったという患者からのメッセージであったように思う．

　この物語からどんなことが示唆されるだろうか．1つは，不安に苛まれている患者のニーズに応答する倫理的感受性の重要性である．2つ目は，困難な状況に直面している時に一杯のお茶を共にすることの価値である．そして3つ目は，ケアの技（アート）ともいうべき儀式のような行為における，患者への敬意と，日本の価値観である「和」が果たす役割の重要性である．

❋　感受性　❋

　「あなたはどのくらい敏感ですか？」と問われた時，まず考えるのは，自分のことについて人々が言ったり行なったりすることに，自分が感じやすいかということではないだろうか．悩みごと相談サイトなどにも，厳しい批判にさらされたり友人から仲間外れにされたりした時にどう対応したらよいか，誰かにほめられた時にどう返事をするか，といった質問が見られる．我々が日常で出会う状況は多岐にわたっていて，人々はそれぞれの感受性でそれらの状況に向き合っている．このようなことからも，感受性について検討することはとても重要である．ケアのアート

に関していえば，ケアを受ける人が何を必要とし，何が足りていないかを，ケアする者が感じることができる，という意味での感受性，すなわち倫理的・道徳的な感受性が最も重要である．とはいえ，上の物語の患者 太田氏の例でみても，ケアを受ける人がケアする者にどんな倫理的感受性を求めているのかが常にはっきりしているわけではない．では，「感受性」とはどのような意味なのだろうか．

語源辞典によると，中世では，形容詞「sensitive」の派生的な意味は「感覚機能を有している」「感覚的な情報を受け取り分析する魂の機能に関係する」というものであった．古フランス語から英語に取り込まれた語は「感じる能力のある」という意味をあらわし，その元のラテン語「sensus」の意味は「感じる，気付く」である．のちに，sensitivityは「（精神的な気持ちにおいて）影響を受けやすい」ことを意味するようになった（https://www.etymonline.com/word/sensitivity）．

日常の会話の中で「感受性」の概念に話が及ぶ時は，過剰あるいは不足について言及することが多い．例えば，「彼は非常に／過度に敏感だ」「彼女は感受性が足りない」のように．したがって，我々は自分や他者に対して過度に敏感であったり，また，例えばケアの場面などでは，ケアの受け手に対して感受性を欠いた態度や行動をとったりすることが起こりうる．

感受性には，倫理的感受性，非倫理的感受性，また倫理とは関係ない感受性があるといわれる．以下では，倫理的感受性に焦点をおく．それは，良くも悪くも，他者の繁栄に影響を与えるという点で非常に重要だからである．倫理的感受性の欠如は，第1章で論じたように，道徳的盲目，道徳的無知，不道徳など，多くの道徳的問題の要因となる．また，ケアに関係する徳である「共感」や「敬意」などの欠如の要因ともなりうる．「非倫理的感受性」を持つ人は，感受性の焦点が自分自身に当たっており，他者に関心を向けることはほとんどない．その例として，ケアを求めている人をネグレクトする人を想像すると，当人の関心は自分のほ

うに向いているようである．当人は，「最高の自分」と思ってもらえない
ことが嫌なのかもしれないが．

　「倫理とは関係ない感受性」に関しては，神秘的なものや美に対して高
度に磨かれた感覚を持つ人が思い浮かぶ．例えば，後述の岡倉覚三（天
心）などの，「美的感受性」を備えた人たちである．優れたケアには美し
さが感じられるので，倫理的感受性と美的感受性とはつながっていると
思ってよいようである．「看護の美学」における「至高性と美」について，
次のような論述がある[Siles–González and Solano–Ruiz, 2016]．

> 　看護師が専門職としての達成感を持つことができるのは，ケアの
> 対象であるとともに知る対象でもある患者を唯一無二の人間ととら
> えることができた時である．ケアすることの美（ケアすることがい
> かに善く，またいかに美しいものか）を我々に垣間見せてくれるの
> は，サイエンスとアートの視点で患者を知りケアすることを通して
> なのだ．

　たしかに，ケアの出会いには，倫理的感受性と美的感受性とが組み合
わさっていると思われる場面が少なくない．そのことは，太田氏と加
藤看護師との出会いの例からも容易に見てとれる．

　ケアに関わる倫理の文献において，倫理的（道徳的）感受性を測定する
ことの意味と可能性を扱うものは多数あり，今も増え続けている．ティ
リーらの書では，「道徳的感受性」に関するベボーらの観点が以下のよう
に紹介されている[Muriel Bebeau et al., Tirri and Nokelainen, 2011,
p. 59]．

> 　道徳的感受性は，自分の行為が相手にどのように影響するかに気
> 付くことに関するものである．したがって，道徳的感受性がないと，

日常生活にどんな道徳的問題が関係しているかがよく見えない．ある状況に道徳的に応じるためには，倫理的行動につながるように，出来事を認識し，解釈することができなければならない．倫理的感受性を備えた人は，状況に関係する色々な手掛かりに注意を払い，その状況に応じてとるべきいくつかの行動案をイメージすることができる［同，p. 59］．

　ベボーらは続けて，「対人感受性」のスキルとそれを構成する要素について述べ，他の人たちの役割を引き受ける，人間は互いにつながっているという感覚と共感を育てる，道徳的想像力を働かせる，などを挙げている．
　ケアすることについて，シュルーターらは次のように述べている［Schluter et al., 2008, p. 306］．

　ケアする者には，相手のニーズを特定するために，相手の言語的，非言語的な手掛かりと行動に気付き解釈する倫理的感受性が求められる．ケアする者の民族性，ジェンダー，スピリチュアルな価値観，セクシュアリティ，文化，宗教，生育環境，教育，年齢は，道徳的問題に対する当人の倫理的感受性に影響を与える［同，p. 306］．

　上記のベボーらは，道徳的感受性は，我々の行動が他者にどう影響するかに気付くことに関するものである，と説明している［Tirri and Nokelainen, 2011, p. 61］．それは，我々の行動の後に起こりうることのシナリオを想像することを必要とする．我々は，道徳的な問題が存在していることに気付かなければならない．ケアをする時には，民族性，ジェンダー，文化などの相手のアイデンティティの面がわかるだけでは，その人が求めるものやその人に足りないものを十分に知ることはで

きない．例えば，本章の物語の中の患者が日本人で男性であるとわかったとしても，その患者が人間として抱いている苦しみの最も重要なことは見出せないかもしれないのだ．

ナルバエスらは，倫理的感受性に必要な次の7つのスキルについて詳述している[Narvaez and Endicott, 2009]．

(1)感情を読み取り表現すること，(2)他者の視点を認めること，(3)他者とのつながりによってケアすること，(4)意見の違う個人やグループと共に働くこと，(5)誤った偏見を持たないようにすること，(6)複数の解釈や選択肢を生み出すこと，(7)行為や選択の結果を見極めること．

「様々な背景や文化を持つ人々に用いるための倫理的感受性測定尺度」は，これら7つの要素で構成されている[Tirri and Nokelainen, 2011, p. 63]．

倫理とケアの面での道徳的感受性を測定するツールとして最もよく知られているものの1つは，ルッツェン(Kim Lutzen)による「道徳的感受性質問紙(MSQ)^{訳注)}」である．これは，「道徳的気付き」「道徳的強さ」および「道徳的責任感」の3つのタイプの道徳的感受性を評価する．質問は9項目で，「患者が苦しんでいる時，自分の感情のコントロールがとても難しいと感じる（道徳的気付き）」「私は患者の思いをキャッチしてよく気付けるほうなので，それがいつも自分の仕事に役立っている（道徳的強さ）」「たとえ人手や資源が不十分であっても，患者がよいケアを受けることについて，私はいつも責任を感じている（道徳的責任感）」などがある[Zhang et al., 2019]．

(**訳注**：MSQの日本語質問文は，前田樹海・小西恵美子：改訂道徳的感受性質問紙日本語版(J-MSQ)の開発と検証，第1報．日本看護倫理学会誌4：32-37，2012による)

倫理的・道徳的感受性についてのこうした見方から，倫理的能力は多

くの要素で構成されていることがわかる．過去の分析から，以下が最低限必要な倫理的能力ということができる．

- ある状況の倫理的に顕著な特徴を認識すること
- ケアの受け手のニーズを感じ取り，その人が経験していることに注目すること
- 自分の動機，能力，限界について素直に振り返ること
- 色々な介入をした場合に自分と他者が受ける影響を想像できること
- 他者の経験に，創造的かつ倫理的に応じること

　以上を最も端的にまとめると，倫理的・道徳的感受性とは，人が何を必要としているのかを理解し，それらのニーズに応えるにあたって尊敬の念を持って役に立とうとすることであるということができよう．
　倫理的・道徳的感受性は，注目することや道徳的想像力などの概念と密接に関係する．次の節ではこれらについて考える．

注目すること，そして公平に温かいまなざしを向けること

　ケアをする人とその受け手がそれぞれにユニークであるように，ケアの出会いもそれぞれに唯一無二である．救急外来や一般外来での出会いのように短いものもあれば，数週，数ヵ月，あるいは数年にわたるものもある．出会いの長さがどうであれ，相手が幸せに感じるか，惨めに感じるか，満足か不満足か，耳を傾けてもらったと感じるか無視されたと感じるか，敬意を受けたと感じるか，さげすまされたと感じるかということは常に起こりうる．
　物事を正しく進める第一歩は，すべての出会いを大切にすることであ

る[McDonough, 2015]．そのためには，倫理的感受性を育み，またそれを実践する必要がある．倫理を語る時，職業生活は時に，短い物語，実践シナリオ，事例検討の連続のように見えるものであり，本書でもその見方を強めたいと思っている．短いエピソードの中には，ただちにどちらかに決めなければならないジレンマに類するものがあるが，それが終わると，道徳に関係のない日常に戻る．しかし，マードック(Iris Murdoch)は，道徳的な生活というものはそういうものではないという[Murdoch,1970, p. 36]．

> 道徳的な生活は(中略)継続的なものであり，はっきりとした道徳的選択を迫られる瞬間が来るまでスイッチが切られているようなものではない．そのような選択と選択の間に起こることこそ重要である．私は全体として，「注目すること(attention)」という言葉をよい価値を示す言葉とし，「見ること(looking)」のようなより一般的な語はニュートラルな言葉として用いたい[同，p. 36]．

物語やシナリオ，出会い，また事例検討は，道徳な生活を分析する手段であり，またその分析を，扱いやすく，意味深く，記憶に残るものにしてくれる．例えば，上述のマードックの『善の至高性』(1970)には，母親と息子の嫁の物語が出てくる[同，pp.16-17]．母親は嫁のことをあまり高く買っておらず，嫁を，下品で，野暮で，厚かましくもあり，基本的に大人になっていないと思っている．要するに母親は，息子は素性の賤しい者と結婚したと思っている．そんな見方をしながらも，母親は嫁とちゃんとつきあうことができており，否定的な評価は自分の心の中にとどめている．だが時間がたつにつれ，母親は嫁への否定的な見方を再考し，「自己批判をして，嫁に慎重かつ公平に注目できるように」なっていく．母親は自分にこう語りかける．

私は時代遅れだし型にはまっている．偏見を持っていて心が狭い
のかもしれない．お高くとまっているのかもしれない．たしかに焼
きもちを焼いてもいる．もういちど反省してみよう．

　反省してもういちど見ることで，母親は嫁について違った見方にたど
り着くことができるようになる．

　　嫁は俗物なのではなく，さわやかなほど単純なのだ．騒々しいの
ではなく明るい．うんざりするほど幼稚なのではなく，若々しくて
はつらつとしている，などなど．

　母親のふるまい自体は変化しなかったが，母親の心の中の結論は変
わったのである．
　ケアの場面で一番大事なことは，ケアする者の行動が倫理的である
ということなのだろうか？　内面で考えたり感じたりしていることが常に
目に見える行動にあらわれるとは思えない．ケアする者は必ずしもケア
の受け手やその家族全員を好きになれるわけではない．実際のところ，
ケアする者が心の中で評価したり判断したりすることが道徳的でないと
しても，彼らは適切に行動する．だが，心の中で何が起こっているかは，
やはり重要なのである．
　母親に何が起こっていたかを，マードックは次のように書いている．

　　わかってほしいのは，その間，母親の心が活発に働いていたという
ことである．あることを，我々がよいと判断するあることを，するこ
と自体に価値のある，あることを，彼女はやっていたのだ．つまり，
母親は心の中で道徳的に活動していたのである．母親がしようとし
ていたことは，ただ嫁を正確に見ようとしたのではなく，公平に温か

い眼で愛情を持って見ようとしたのだ．母親の活動は本質的に前向きなものであり，とどまることなく完全さを目指すものである．

　マードックは続けて，母親のしたことは「とどまることのない取り組み」であり，それが「前向き」という考えを支えていると書いている．母親の場合のような心の中の道徳的な前進は傍目には見て取れないが，仕事には大変重要である．ケアする人が注目する，すなわち「目を向けて」想像力を働かせる，という努力をすることは，ケアにおいて倫理的感受性がどのように関与しているかをよりよく理解する助けになる．そしてその努力によって，ケアの中の難しい状況に倫理的に対峙できるようになるのである．
　特定の個人や集団に対して凝り固まった否定的な見方をし続けていては，そこにあらわれるふるまいはほめられたものにはならないだろうし，すばらしいケアとみなされることもないだろう．パスクは次のように述べている[Pask, 1997, p. 206]．

　　他者の体験を見たり聞いたりしてその中から意味を引き出す能力こそが，他者に対して思いやりを抱くことのできる能力の源である．つまりそれは，自分と同じように感じたり応えたりする存在として他人をとらえる能力である．(中略)「美的に知ること」は「美的な態度」という意味であると解釈すると，美的に知ることは私たちの知覚の方向を指し示し，コントロールする方法であることがわかる．(中略)そのように見ることは，ものをあるがままに注目し(中略)，この1人の患者の中からその人となりを感知できるよう，看護師が想像力を「微調整」することである[同，p. 206]．

　人をケアする態度を保つには，患者の「裏話」を知る必要があると，あ

る救急隊員が学生に教えている場面を最近目にした．その隊員は，繰り返し救急車を呼び出すある男性の話をした．同僚の救急隊員たちはだんだんイライラが募ってきていた．話をしてくれた隊員は，その患者について もっと知ろうと時間をかけ，彼が数年前に悲惨な出来事に遭っていたことを知った．そのためにうつになり，家も家族も失ったということであった．その話を聞いて，その隊員は男性をケアし続けることができ，上述の母親の例と同様，否定的な見方が肯定的なものへと変化した．この隊員についても，相手に注目し，公平な，温かいまなざしを向けたといえよう．「徳についての話になると，我々は尻込みすることもあるけれど，それに目を向ければ，私たちはきちんと理解できるし，成長もする」とマードックは述べている[Murdoch, 1970, p. 30].

スローエシックスの中心的な価値の１つであるとともにケアのアートにおける倫理的感受性を育む上でも重要であるのが，尊厳である．他の人々や，また人によっては動物も含め，それらの命に備わる尊厳の尊さを認めることが，価値ある命と関わりを持つ我々の支えとなる．患者 太田氏や，その他の実在または架空のケア対象者の物語は，対象者の唯一無二の存在価値に我々は向き合っているのだと教えてくれる．

❋ ケアにおける尊厳 ❋

加藤看護師と患者 太田氏の物語は，ケアする者の倫理的感受性がいかに重要かを示していた．加藤看護師は，さりげなく，患者は時間と空間を求めていると察知してそれを尊重し，また，患者「その人」の尊厳を尊重していた．

ケアにおける尊厳に関する文献は豊富にある[Gallagher, 2011]．最も早期の論文の１つはショットンらによるものである．そこでは，尊厳

を個人を取り巻く状況と当人の能力との相互関係に関わるものととらえ，この2つが適切に釣り合っていれば尊厳を維持することができるとする．つまり，個人の持つ資源と適切なサポートがあれば，人は尊厳を損なうような状況に前向きに対処することができるとしている[Shotton and Seedhouse, 1998].

　尊厳についてのもう1つの見方としては以下がある．これは我々が英国看護協会の委託研究を行なった際に設定した定義である[Baillie et al., 2008, p. 8].

　　尊厳は，人々が自分や他者の存在意義や価値をどう感じ，考え，ふるまうかに関わるものである．尊厳に配慮して接するとは，その人を価値ある存在であるとして敬意を持って遇することである．

　　ケアの場面では，物理的な環境や組織文化，看護師や他の人たちの態度，またケア活動の行なわれ方により，尊厳は高められることも損なわれることもある．

　　尊厳が保たれていると，自分は自分のコントロールができている，尊重されている，自信がある，心地よい，自分のことは自分で決められると感じる．尊厳を欠くと，尊重されていない，自分のコントロールもできないし気分がよくないと感じる．自信をなくし，自分で物事を決められなくなる．侮辱され，当惑し，恥ずかしいと思うかもしれない[同, p. 8].

　これらは，人としての存在意義と価値を焦点に，尊厳という概念を述べている．さらに，尊厳は自己と他者に関わる価値であり，主観的側面（尊厳が自分にとって持つ意味）と客観的側面が存在するというとらえ方もあり，世界人権宣言はその視点で尊厳の重要性を謳っている[Gallagher, 2004].

ノルデンフェルトは，4つのタイプの尊厳について述べている[Nor-denfelt, 2004]．功績による尊厳(特別な地位や役割に関係)，道徳的な尊厳(倫理的行動とよい人格に関係)，個人のアイデンティティによる尊厳(個性，自尊心，および自分には価値があると感じさせるものに関係)，そして，人としての尊厳(世界人権宣言にあるように，人であること自体が尊厳と価値を持つ存在であるとする)である．この4つの尊厳に関し，私は，特に倫理的なケアにおいては，個人のアイデンティティによる尊厳と，人としての尊厳が重要であると，ウェインライトとの共著論文で論じた[Wainwright and Gallagher, 2008]．

　尊厳に対する批判もかなりある．ピンカーの『尊厳の愚かさ』はその一例であり[Pinker, 2008]，また，マックリンは，尊厳は無用な価値であり，必要なのは自律であると述べている[Macklin, 2003]．エドガー(Andrew Edgar)は，尊厳を「対照的な語や表現との関連においてその意味が最もよくわかる言葉の1つである」と述べている．(中略)つまり，「ある言葉を肯定と否定で比べた時に，否定の方の意味が強く明確に意識，理解されるため，結果としてその反対である肯定の意味の理解が容易になる」ような性質の言葉のことである．したがって，「尊厳」とは何かをよりよく理解するためには，尊厳を無視したケアを受ける患者の，恥辱，困惑，侮蔑などの負の体験を深く考える必要がある[Edger, 2012]．

　日々のケアにおいて尊厳を守る方法は，時間をかけて傾聴する，相手に心を集中させる，その人のニーズに応える，などいくつもある．

　しかし，ケアの受け手が，ケアを受ける気持ちになれなかったりすることがある．その人は自分の思いやニーズを口にする準備ができていないのかもしれないのだ．そんな時こそ，ケアする者の創造性とケアのアートの出番である．患者 太田氏を気遣った看護師は，まさにその時，一杯のお茶をすすめたのであった．

茶，スローエシックスと
ケアのアート

　岡倉天心は1906年に『茶の本』を著し，茶の価値，背景となる思想等に関する研究や考察に大きな貢献をした．彼は『茶の本』第1章の冒頭で，「茶道」は「美を崇拝することを根底とする儀式」であり，「清潔と和，また人が互いに思い遣りを抱くことの不思議さに思いを寄せながら，われわれが知っている人生というこの不可能なものの中に，なにか可能なものをなし遂げようとする繊細な企て」であると述べている[同，p. 3]．彼は，茶の美学と倫理，また人生一般について書き，その記述は，茶道具と環境を整えしつらえること，芸術鑑賞の本質，「茶道の達人」の匠の技，花の美しさやそこに見られる徳の意味に及ぶ．

　岡倉はまた，「人生の劇に起こる厳粛にして滑稽な関心事に無感動」な人を「茶気（ちゃき）がない」と称し，逆に「浮世の悲劇に無頓着に自由奔放にはしゃぎまわる抑制のない審美家」を「茶気がありすぎる」とみなす[同，p. 4]．これは，すでに述べた感受性の多寡についての話と相通じるものがある．

　チャールズ・ラムは，喫茶をこよなく愛することを公言していた作家で，善を静かに人知れず行うことが無上の喜びだと語っている．岡倉は，ラムのこの語りを引き，次のように述べている．

> 　茶道とは，美を発見するために美を隠し，顕わすことをはばかるものを暗示する術である．茶道は自分を冷静にしかも完膚なきまでに笑う高尚な奥義であり，かくしてユーモアそのもの，悟りの微笑である[同，p. 12]．

　このことは，適度な茶の心を持つ者とは，「自分の中の偉大なものの

小ささ」を感じ、「他人の中の小さいものの偉大さ」を見て取れる者のことであると示唆している[同, p. 5]. そのような人は、人生というドラマの個人的な側面に鈍感であることも、感情の抑制が効かないということもないであろう.

つまり、茶は人生における倫理と美学を象徴する譬えともいえる. 具体的にいえば、茶の効用は、細部にわたって美しさを鑑賞できる能力を高めること、そして謙虚さと尊敬の念、調和と静謐といった徳や価値を正しく認識する能力を高めることでもある. 我々がケアを実践するにあたって光を当てるべきは、「他者の中の小さなものの偉大さ」である.

英国の日常における茶の歴史や習慣と、茶が持つ意味に関する文献は多くを教えてくれる. 例えばエリスらは次のように述べている[Ellis et al., 2015, p. 12].

英語には、喫茶習慣から生まれた様々な慣用句がある. 動揺している人に向ける親切心を表現する「tea and sympathy（お茶と同情）」、厳しい状況の時の「a nice cup of tea and a sit down（お茶でも飲んで一休み）」、お茶をつぎましょうかと申し出る時の「Shall I be mother?（お母さんになってあげましょうか?）」がその例である. 17世紀からこのかた、英国ではお茶の飲み方に関する作法書が繰り返し出版されてきた. そこでは言葉遣いや社交における正しい茶の飲み方が決められている[同, p. 12].

2019年の夏にコンプトンバーニーで開催された展覧会「茶の旅：山々から食卓へ」を訪れ、そのパンフレットを読んで、偶然私は、自分のサバティカルの旅で、中国（特にアモイは最も古くからの茶の輸出港の1つである）から米国（ボストン茶会事件で、茶は政治問題の中心となった）へ、そして日本（茶のアートが優美に発展・変容している）へと茶に関連

の深い場所をいくつも訪れていたことに気が付いた．中国における最も古い茶の記録によると，茶を発見したのは紀元前2737年から2698年に在位していた神農皇帝とのことである．

　大昔から中国では，茶の価値について多くのことが伝えられており，その考えは文化を超えて伝わっていった．ラパポートは次のように述べている [Rappaport, 2017]．

　　　多くの土地で，中国の飲料には人を癒し，また洗練させる効果があるとされてきた．科学者がカフェインを発見するずっと前から，茶には病気を治し，寿命を延ばし，二日酔いを抑え，性欲を旺盛にし，心豊かな，知的な，そして生産力に富む生活を営むのに役に立つ効能があるとされてきた．茶のあるところではどこででも，茶は自分自身と社会にバランスをもたらすといわれていた [同, p. 25]．

　日本の茶道は，茶の湯の芸術を表現する至高の，またゆったりとした儀式である．岡倉の著書（1906）には，環境の倫理と美学，茶道具，および作法が美しく記されている．茶道の哲学的背景である道教と禅道が，静謐，純粋，清潔，謙虚が茶道において果たす重要な役割とともに詳しく語られている．また，己を空しくすることによって他を迎え入れる「虚」の重要性についても触れられている．

　　　芸術においても同じく「虚」が重要であることは，「暗示」の持つ価値を見れば明らかである．何であるかを言わずにおくことによって，見る者はその思想を完成する機会を与えられる．かくして，偉大な傑作は見る者の注意を否応なく引き付けて，ついに見る者が現実に作品の一部分になっているかのような気持ちにさせる．虚は見る者を誘い，彼の美的情緒を十二分に満たすためにそこにある [同, pp. 41-42]．

茶の芸術性について語られている多くがケアのアートと共鳴する．またそれはスローエシックスの要素とも共鳴し合う．しかし残念なことに，現代生活の多くの面と同じように，茶の世界もせわしないものになっている．エリスらはこう指摘する[Ellis et al., 2015, p. 271]．

> ここ数十年，英国で入れられる茶の90％以上はティーバッグだ．お茶の準備にしても，手の込んだ心のこもった作法で入れる代わりに，今ではマグカップにティーバッグを入れて，お湯とミルクをさっと注ぎ込んでハイどうぞ，といった感じで作法らしさのかけらもない[同，p. 271]．

サバティカルの旅の間に，私は日本で茶を点てる作法の美しさとそのゆっくりとしたたたずまいを堪能することができた．私が楽しんだ日本式の茶会は「茶の湯」と呼ばれており，それは瞑想を意識した，複雑かつ優雅な儀式であった[Gebely, 2019]．中国で「手の込んだ茶」を意味する「工夫茶(gong fu cha)」と呼ばれる茶の作法は，「練習，技，忍耐を要することを行うこと」を意味する「功夫(カンフー，kung fu)」という言葉と関連している[Gebely, 2019, p. 55]．アモイでは，ある茶屋で「工夫茶」のもてなしを受けた．その作法を驚きながら見ている私に，茶屋の亭主は，茶葉に湯を注いでなじませ，香りを楽しみ，味わうという一連の作法を，様々な茶葉を使って私に体験させてくれた．亭主いわく，こうした茶の作法を7～8回繰り返すのが一番よいとのことであった．

喫茶の技とケアのアートには相通ずるものが多くある．どちらの技にも，美的な，また倫理的な感受性の役割が非常に重要である．そしてどちらの技にも，気配りと和が必要である．次の節のテーマは，その後者，すなわち和である．

和

　加藤看護師と患者　太田氏の物語をシェアしてくれた小西は，「和と日本の看護倫理」と題する論文を日本の同僚と共著している[Konishi et al., 2009]．著者らによると，「和」は主に儒教から来て神道と融合し，日本人の重要な価値となった．「和」は穏やかな社会秩序と礼儀を重んじる．そのことは，「和」という語の意味にもあらわれている．すなわち「和」には，心が穏やかなこと，和気あいあいとしていること，仲良くすることなどの意味がある．

　著者らは，「和」は時に「同調」と混同されて「波風を立てるな」という風潮を生み，それが看護師の人間関係や職場風土にも影響するなどの，「和」の問題点も述べている．そして，日本独特の「和」について，国際看護師協会の会長であった南　裕子氏の次の論述を引用している[南，1994]．

　　和は西洋ではハーモニーと訳されます．これは違うものが調和しあうという意味で，西洋の和は理性的な和．片や日本の和は人々の心や情で通わせていくものです．(中略)和に失敗すると，私たちはその場にいられなくなる．(中略)最近「元気」とか「病気」とかの「気」の研究が盛んになってきました．私たち日本人は「和をもってよしとする」とよく言いますが，和を尊ぶとは，私がもっている「気」が他の人の「気」の中にうまくチューニングしていって，そこに一種の居心地の良さを私は身体で感じる．こういう「気」のもちようがすごく大事なことです．(中略)日本の和を作るのは，ある意味では「私」を超えたところの和，つまりそこの「場」を強調することがあるのではないかと思います[同，p. 302]．

こうして考えると，太田氏の物語の加藤看護師の倫理的感受性はとても高度であった．それは，敬意と礼儀正しさを重んじる日本の価値観「和」に根ざした感受性である．そしてある意味，太田氏が，自分なりの時と自分なりのあらわし方で，心配事を話せるようになれた「場，空間」も，大事な役割を果たしたようである．さらに，患者が「静かだね」と言ったその静けさも大事であった（静けさについては第4章）．お茶のしきたりとその芸術性（アート）も，この物語にあらわれているケアに美しく関わっていた．

　本章の終わりでは，倫理的感受性を育む上での芸術（アート）の役割を考える．

ケアにおける感受性を高める
─芸術はその助けとなりうるか？

　倫理的なケア実践の涵養に芸術と人文学が貢献することは，現在ではかなり認められている．国際誌『医療人文学』なども，芸術や文学は倫理的な実践の促進に価値ある貢献ができるという立場に立っている．ダウニーは，『癒しの芸術』においてこう述べている[Downie, 1994]．

> 　癒しと芸術との最も明白な共通基盤は道徳性である．確かに，原則や論理は一定の役割を担っているが，芸術は医療者の想像力を広げ，共感を深いものにする．賢明で人間味のある医師やケアをする看護師には，こうした能力が不可欠である．

　ダウニーは，芸術は我々の思いやりの心に形を与え，同時に，ケアのニーズがいかに複雑であるかを教えてくれると述べている．賢明さ，人間性，およびケアリングは，看護師や医師だけに求められる徳ではない

にせよ，この3つのすべてを看護師と医師が備えていれば，その恩恵は大きい．芸術と人文学に関わっているケア提供者はよい人たちで，携わっていなければ悪い医療者だなどという保証は全くない．

　ある学会での一幕を思い出す．「芸術と医学」についての基調講演の後，ある医師が手を挙げて講師に発言した．「私は生まれてこの方小説を読んだことはありません．ということは，私は悪い医者だと，あなたはおっしゃっているんでしょうか？」講師がどう答えたかは思い出せないが，この質問は，我々の個人生活や職業生活における芸術の効果と必要性について問題を提起している．サバティカルの時，カリフォルニア大学サンフランシスコ校のニューマン（Jeff Newman）と，巻頭言「芸術は人を善良にするか？」を書いた[Gallagher and Newman, 2019]．これは，米国のある判事による処罰の内容が新聞に出ていたことから発想したもので，「鹿の密猟者は，禁固刑12ヵ月の間，月に1回ディズニー映画『バンビ』を見なければならない」というものであった．判事の介入は面白いとは思ったが，それが鹿に対する共感力を高めるとか，密猟者が行ないを改めるのに役立つと考えるほど楽天的にはなれないと，私たちは結論したのだった．

　ケアリーは『アートの何がよいのか？』の中で，文学と道徳の理解に関するパーマー（Frank Palmer）の論考を検討している[Carey, 2005]．パーマーは，文学は道徳的想像力を高め「自分が別の人だったら」と考えることを教えてくれる役割があり，詩や音楽は人々の道徳性や精神性に息を吹き込む役割があると述べている．だが他方，ケアリーは次の点も認めている．

> 　道徳的な人がその精神性を高め極めることと，その後のふるまいとの間には，何の関係もない．すばらしい芸術的センスを見せる人が，場面が変わるとろくでもない人物のままであるのを目の当たり

にするのは，なんとも不可解なことだ[同，p. 109].

　したがって，芸術に関わることのないケア提供者は倫理的でないとか，芸術，人文学にどっぷりはまっているならより徳の高いケア提供者であるとか，そういうことを支持する確たる証拠は存在しない．ケアリーは以下のように検討を続けている．

　　文学自体が人を道徳的にするというのではなく，むしろ，文学は何かを考える時のアイデアを示してくれるものといえる．文学は人の心を満たす．多様な見方をしたり反対したり，思い直したりすることなどを描くことが文学の本質であり，文学は人にものを教え込むものではない．文学は考える材料を提供する．また，文学は批判をすることのできる唯一の芸術なので，問題提起や自問自答を促してくれる[同，p. 208].

　文学作品を読むことでこうしたことが可能であれば，倫理的感受性の涵養に大いに役立つであろう．ルイスは『読書生活』において，読書の役割は自分が経験したのとは別の経験ができるという点にあると述べている[Lewis, 2019].

　　（文学作品を読むとはつまり）他人が自分とよく似ているということに気付くためだけでなく，その他人が何を見ているのかに気付くために，しばらくの時間，その他人の人生劇場の観客席に座って，その他人のめがねを通して見えてくること，楽しいこと，恐ろしいこと，不思議なこと，他人のめがねが見せてくれることすべてにしばし身をゆだねることである[同，pp. 6-7].

読めば心が満たされ，疑問を持ったり自問自答したりできる，他の人の座る席に座ってその人が目にする人生を疑似体験できる，そういうことを可能にするような力を秘めた文学作品はたくさんある．例えば『博士の愛した数式』は，家政婦とその息子，そして元数学教授が紡ぐケア関係を描く．教授は事故の後遺症で記憶が80分しかもたず大事なことを書いたメモを服のあちこちに貼り付けている．家政婦とその息子は高い倫理的感受性を見せるのである[小川, 2010]．また，小説『生活を立て直せ』は，若者サイモンが死んで臓器提供者となった時の，サイモンの家族と医療者とのやりとりを描く[de Kerangal, 2016]．私はこの小説について，ケアにおけるスピリチュアルで人間的な側面に光をあて，教育的，倫理的な力を秘めていると書いた[Gallagher, 2019b]．こうした文学作品に接すると，自分の中に自分を振り返る力があるかどうか自覚できる．そして，現場で実際に本物のケアに携わる前に，仮説の状況において自分の考え方や理論が正しいかどうかを試す機会も与えてくれる．余暇の楽しみに読書をすることは人生の幸福度を高めるというエビデンスも存在する[The Reading Agency, 2020]．

❋ おわりに ❋

　太田氏と加藤看護師の物語は，ケアにおける倫理的感受性の意味とそれが示唆するものを深く考えるにあたって本当に魅力的な例である．先に挙げた小説と同様に，この物語からは，特定の文化的な文脈，価値，および徳というものを深く考えることができる．これらが，ケアする人のありようと行為を支えていると思われるのだ．加藤看護師の太田氏への関わりの中心には，「和」と「尊厳」という2つの価値があった．この物語ではまた，茶のアートを味わうことが，ケアのアートをより高いものにしていたとも思う．

芸術や人文学にいそしむことがその人の感受性を高めるという保証はない．芸術に関わらない人は倫理的感受性が欠けているだろうという仮定もするべきではない．おそらくマードックが例として示した母親に見て取れたように，最も大切なのは内面での心の働かせ方である．それは他の人を偏りのない温かい眼で見つめるという心の働きのことである．人生と同様，ケアも複雑なものであることを考えれば，人が変われば関わり方も十人十色であろう．最後に紹介するマクニース（Louis MacNeice）のEntirely（「どこもかしこも」）と題する1940年作の詩は，それをよくあらわしている．

> もし仮にこの世がどこもかしこも
> 黒か白しか色がなくて
>
> 海の道しるべがどこもかしこも
> 真っ平らだったとしたら
>
> トラのごとくに荒れ狂う海もないんだから，
>
> いろんな喜びも痛みもないんだから，
>
> 自分がどっちに行きたいのか
> はっきりわかるかもしれない．
>
> あるいは，退屈なだけかもしれない．
> でも，
>
> 生きていくっていうのは
> やっぱり大変なことで，

どこもかしこも，正しい道っていうのは
やっぱり見当たらなくて．

[Longley，1988]

3

連　帯
非倫理的な研究の
道徳的な償いとケア

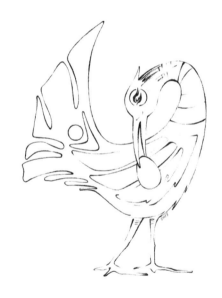

知らないことはよくない．知ろうとしないのはさらによくない．希望を持た
ないなどとは考えられない．しかし，ケアしないことは，許しがたい．
　　　　　　　　　　　　　　　　—イボ族のことわざ(Elders, 2011 で引用)

はじめに

　非倫理的な研究の中で最も悪名高いものが，米国公衆衛生局による「タスキギー梅毒研究」である．米国アラバマ州タスキギーで，600名を超えるアフリカ系アメリカ人男性を対象に，1932年から1972年にかけてこの研究が実施された．対象者にはその研究についての本当の情報が示されず，かわりに「悪い血」に関する研究であると告げられていた．対象者からインフォームド・コンセントを得ることなく，侵襲性のある検査と定期健康診断が40年を超える期間にわたって行なわれた．さらに，1940年代に梅毒の治療薬であるペニシリンが実用可能となった後も，梅毒に罹患している対象者に何の治療もすることなく，研究が続けられたのである．

　私はフルブライト奨学金研究者として，タスキギー大学においてウォーレン教授（Rueben Warren）が率いる生命倫理研究チームと共同研究をすることができた．その時に，ありがたいことに，タスキギー梅毒研究対象者の家族数名に面会させていただいた．家族たちはヘッド夫人（Lillie Tyson Head）をリーダーとして連帯し，「わが父たちの声遺産財団」を創設していた．また私は，弁護士グレイ氏（Fred D. Gray）とも面会できた．彼は，タスキギー梅毒研究対象者とその家族を代表し，その弁護を担当していた．

　他の非倫理的研究と同様，タスキギー梅毒研究は研究者やケア提供者の側の自己満足に警鐘を鳴らしている．医師や看護師，その他のケア提供者が研究を行なったり，研究を補助したり，あるいは自身が研究の対象として参加したりすることは珍しいことではない．タスキギー梅毒研究でわかるように，時として，研究を補助することと，「（研究対象者が）最も倫理的なやり方で最善のケアを受けられるように」配慮することとの間で葛藤が生じる［リバース看護師の言，Reverby, 2009, p. 175で

引用].

　非倫理的な研究は，社会の信頼だけでなく研究者集団が負っている社会をケアする責任を損なう．「連帯」は，人類に共通する価値であり，ケアや研究上の違反行為があった場合には，道徳的な償いと赦しの問題が関わってくる．連帯は「スローエシックス」の鍵となる要素である．タスキギー梅毒研究の物語は複雑であり，多様な側面を持っている．そして，研究におけるケアの欠如を示す他の例にも関係する難しい問題を提起している．

❋　物　語　❋

　2017年5月16日，米国ワシントンのホワイトハウスで，当時のビル・クリントン大統領がある催しを主催した．会場には，89〜109歳の5人のアフリカ系アメリカ人男性と，その家族や支持者たちが集まっていた．クリントン大統領はこう述べた．

　　合衆国政府は，誤りを犯しました ―道徳的に非常に甚大な誤りでした．それは，政府が全市民に対して果たすべき責任である誠実さと平等を踏みにじるものでした．ここにアメリカ国民を代表し，亡くなられた方々と，長年にわたって苦痛を受けた被害者に対して，お詫び申し上げます．皆さんは，何も間違ったことはしていません．しかし，皆さんは，非常に誤った扱いを受けました．私はここに謝罪の意を表します．そして，この謝罪がこうして表明されるまでにあまりにも長い年月が経ってしまっていることを申し訳なく思います．(中略)明らかに人種差別行為である研究に連邦政府が加担していたことを謝罪します[Gray, 1998, p. 13].

合衆国政府の犯した誤りに対する1つの見解を，被害者側の弁護士グレイ氏が以下のように述べている．

　　最もわかりやすく言えば，合衆国政府が誤った方針のもとに40年間実施した医学研究に，623人の男性を実験動物として使った，ということである．(中略)この道徳的，倫理的にあってはならない事件をさらにひどいものにしているのは，これらの男性が全員，非常に貧しく教育も受けていないアフリカ系アメリカ人であったこと，そして，この人たちに何がなされているかが意図的に秘匿されていたという事実である[同, pp. 13-14]．

　1932年，米国公衆衛生局は，623人のアフリカ系アメリカ人男性を研究対象者として集めた．そのうちの399人は，梅毒に罹患していた．研究目的は，「梅毒に罹患した黒人男性を治療しない」場合にどのような自然経過をたどるのかを明らかにすることであった．研究は3期で構成されていた．第1期は1932年から1933年に実施され，5年以上梅毒に罹患していて治療を一度も受けていない男性から膨大なデータを得る計画であった．1933年から第2期が始まったが，そこから研究範囲が際限なく拡大していき，比較のためにコントロール群も導入された．この時期にペニシリンが発見されていたが，研究対象者には使われなかった．第3期は1960年代から1972年まで続いた．この期間は南部諸州における変革の時であり，この研究の本来の目的に疑義が呈された．疾病管理センター(CDC)の統計の専門家ジェンキンズ(William Carter Jenkins)をはじめ，多くの人々によって倫理的懸念が表明されたのである．この研究が中止されたのは，性病の専門家バクストン(Peter Buxton)がジャーナリストのヘラー(Jean Heller)にこの研究の話を持ち込んだ時であった．記事は1972年7月25日の新聞New York Timesに

掲載された.

このタスキギー梅毒研究の物語の中心人物の1人が看護師リバース
(Eunice Rivers)であった.ほぼ40年間,彼女はこの研究の対象となる
男性を集め,その人たちを継続的に研究に参加させるのに中心的な役割
を担った.グレイ氏はリバース看護師も「誤りに導かれ,裏切られてお
り,結果として被害者である」と感じた[同,p. 86].重要な点は,彼女
の立場が,ワシントンから派遣された白人公務員の男性医師の中で働く
「唯一のアフリカ系アメリカ人女性」であった点である.グレイ氏は,「人
種差別的な風土や政府に対する社会全体の態度を考えると,白人中心の
役人のすることに異議を申し立てる勇気は,彼女にはなかった」と述べ
ている[同,p. 85].リバービー(Susan M. Reverby)は次のように述
べている.

> リバース看護師は,自分に専門職としての権限を与える看護する
> 声(ケアリングの声)を失い,命令に従えという声に傾いていった
> のかもしれない.当時はそれで道徳的に納得できていたかもしれ
> ないが,後年,彼女は明らかにそのことで苦しんでいた[Reverby,
> 2009, pp. 175-176].

❖ 連 帯 ❖

solidarity(連帯)という言葉の起源と意味については多くの議論があ
る.ナッフィールド生命倫理会議の2011年報告では,連帯は「生命倫
理の分野で注目されつつある概念」と記されている.その報告書は連帯
の概念の発達史を詳細に記しており,起源はローマ法にあるとする学者
もいるが,多くは,連帯はフランス革命の時代にsolidaritéとしてあら
われたとの見解をとっている.1875年のコント(Auguste Comte)によ

る著述と1893年のデュルケーム（Emile Durkheim）による著述が，連帯という概念の「知名度」を上げたと考えられている［Nuffield Council on Bioethics, 2011］．コントは，優先しなくてはならないのは集団的・社会的な幸福であると考え，連帯はますます進む細分化や個別化に対する処方として機能しうると指摘した．デュルケームは1893年に，「同じであること」という考えを提唱し，同じであるとは，「宗教的信条，生活様式，訓練および家族の絆によって共にまとまっている人々に共有される気持ち」であると述べている．

「同胞愛」をテーマとした宗教的言説も多く，同胞愛は連帯の前身と考えられている．宗教を背景とする同胞愛は，特に共同体で生活環境や信条を共にする人々の絆に関連していた．連帯は，その概念が進化するにつれ，「同等の者同士の仲間意識」や「社会正義の希求や，より一般的に，よい生活を送ることの希求」も意味するようになったといわれている．例えばマルクス・レーニン主義の理論といった政治的な言説では，連帯は主として労働者階級の共通利益と国境を越えた相互援助を意味していた．労働組合は過去において，また議論はあるが現在でも，労働者の利益を維持し，労働者階級の一体感を促進する重要な役割を果たしている．

連帯に関する最近の哲学的研究は，共同体主義とそれに関連する価値である相互依存，市民であること，および普遍性に焦点を当てている．ヘクター（Michael Hechter）は連帯にとって重要なことは「集団であること」であると述べ，連帯の概念の考察に「合理的選択」という方向性を導入した指導的な学者といわれている．集団の中で人々はその集団のルールに従うが，それは恐怖からではなく，連帯の感覚から生まれる義務感によって従うといわれている．連帯という価値が幸福な状態を支えているといえるかもしれない．しかし，幸福な状態を求めようとする動機が連帯に基づくものなのか権利に基づくものなのかが明確でないため

に，この考え方には異論もある[Hechter, 1987, p. XX]．

　生命倫理では，連帯という語には2通りの使われ方があるとされる．1つ目は「記述的」な使い方で，集団には人間の社会的結束性とつながりがあるという「事実」を指す．もう1つは，より小規模の，またはより大規模の集団の中で人々は互いに助け合うべきであるという「規範的」あるいは「規定的」な意味の使い方である．ナッフィールド生命倫理会議の2011年報告は，例えば家族内の連帯からグローバルな連帯に至るまで，連帯の「範囲」については幅広い見方があると指摘している．これはケアのアートに特に関連が深く，興味深いことである．連帯する相手は誰で，その目的は何なのか？　また，同報告で示された責任，慈善，尊厳，利他，互恵性，信頼，社会資本という価値と，連帯はどのように関わるのか？　ナッフィールド報告は，連帯を次のように理解するとしている．

> 　連帯とは，他者を援助するために，（財政的，社会的，感情的，その他の）「コスト（負担）」を負う覚悟をもって集団で関わる実践の共有である．

　ケアのアートや研究を実践する上での連帯は，自分たちに与えられた特権や恩恵をありがたいものであると認識する自覚の共有と，他者と喜びを分かち合い他者との様々な関係性の微妙さに関与する覚悟の共有を含んだものといえるかもしれない．

❀　なぜ非倫理的な行動を起こすのか　❀

　グレイ氏は，タスキギー梅毒研究が最初の短期的目標から外れてしまって以降，その研究が注意深く評価されることはなく，また研究全体

の倫理的側面への関心が払われることもなかったと，次のように述べている[Gray, 1998]．

> その研究に携わった医師たちは，患者とその妻，あるいはその子どもたちを人間とみなすことを，単に怠ったのである[同，p. 94]．

グレイ氏は，この研究に関する文書が，1952年当時に医師たちが考えていたことを裏付けている，と次のように述べている．

> 20年間費やされてきた投資を無駄にするわけにはいかない．それに，治療されない梅毒を研究できるのは今が最後のチャンスだ，というものであった．さらに信じられないことに，多くの人の命を縮めることになっても，障害が残ったりするとしても，医師たちは研究を推し進めなければならない，と考えていた[同，p. 95]．

タスキギー梅毒研究の物語を初めて知った時，私は困惑し，道徳的な怒りに震えた．ケアに責任を負っている専門職が40年もの間，欺瞞的で非人間的な研究にどのように加担することができたのか．しかるべき地位にあった人々が声を上げその研究を止めることはできなかったのか．そして，研究の「対象者たち」と，「その加害者たち」のなかの1人との間で長く培われた愛を，我々はどう解釈することができるのか．

リバービーの『タスキギー検証：悪名高き梅毒研究とその遺産』（2009）を読んで，現在では搾取的で人種差別的だと認識される研究に医療専門職が参加し，またそれを永続させた事件の「なぜ？」について，私はよりじっくりと深く熟考することができた．公衆衛生局の当の医師たちの役割の「なぜ，何のために？」に関する分析で，リバービーは以下を述べている[Reverby, 2009]．

これら医師たちは州政府の要請に従い，科学の要求によって盲目状態に置かれていた，と単純な考え方をしても，我々には何もわからない．人種主義的信念，医学的不確実性，また公衆衛生上の要請というものが，互いにどう正当化されまた変容していったのか，我々にはいくら考えてもわからない．科学への献身としてだけでなく，公衆衛生のための研究ということの意味を探求すれば，我々はあの医師たちが何を考え，そして彼らの倫理的感受性がどうなっていたかをより深く知ることができるのである[同，p. 135].

　リバービーの分析によって，その研究に携わった医師たちの動機，信条，行動が複雑であることがはっきり確認できる．少なくともその研究の医師の1人は，それ以前に他の研究も指揮しているが，そこでも科学的知見の探求の名のもとに「対象者」の利益は無視されていた．
　リバービーが明らかにしたもう1つの研究不正に関するおぞましいエピソードは，タスキギー梅毒研究に関与した医師の1人，カトラー（John C. Cutler）の記録を，彼女が2003年に調査した時に明らかになった．1990年にピッツバーグ大学に寄贈されたカトラーの書類には，1946年から1948年に彼がグアテマラで指揮した研究の詳細が記されていた．その「研究」とは，3つの性感染症（STDs）―梅毒，淋病，軟性下疳（げかん）― を焦点としたものであった．

　（その研究では，）受刑者，兵士，精神病患者からなる1,308人に，意図的にSTDsに感染させた．医師たちは，そのうちの678人に対しては何らかの治療を施していた旨，記録している．STDs罹患者が大半を占める民間のセックスワーカーも，病気を感染させる手段として研究に動員されていた．
　[生命倫理問題研究のための大統領諮問委員会報告書，2011, p. 6]

2010年，オバマ大統領はグアテマラの大統領に謝罪した．しかし，被害者の裁判闘争は続いている[Subramanian, 2017]．

　道徳的に全くひどいと憤慨して，そうした実行者たちをただちに「人でなし」扱いするのはいともたやすい．他者を人間扱いせず，虐待し搾取し騙すような人間は我々のような人間とは別物だ，という結論はあるかもしれない．しかし，よく考えると，我々はあらゆる説明を思い描くことができるし，自分たちでさえ脆弱で，誤りを犯す可能性があり，また，少なくとも何らかの非倫理的行動に屈してしまう可能性があることに気付く．正しい方向に人を導くものとは何なのか，人を間違った行動に至らせるもの，またそうしたことに倫理や道徳はどんな役割を持っているのかについては，非常に多くの文献がある．第1章で検討したように，「ケア」の場での虐待やネグレクト，搾取の例も数多い．

　私の博士研究を指導したチャドウィック教授(Ruth Chadwick)に勧められた書物のうち，私が最も影響を受けたものの1つにワーノック(G. J. Warnock)著『道徳性の目的』(1971)がある．その中でワーノックは，人間は矛盾をはらむ存在であり，我々の有限性がもとで物事がうまく運ばないことがありうると述べている．ここでの有限性とは，我々に得られる知識，知性や情報には限りがある，という意味である．倫理に関しては，2種類の有限性が重要である．それは，「同情の限界」と「理性の限界」である．

　同情の限界に関し，ワーノックは他者の欲求よりも自分の欲求を優先するという人間の「自然な傾向」について以下のように述べている．

　　たとえある程度他者を気にかけるとしても，それは何人かの他者に対してだけ，すなわち，家族，友人，階級，部族，国，または「人種」に限定される傾向が極めて強い．さらに，完全に無視したり，ことによっては無関心であったりすることに加えて，積極的な悪意

のようなものもある．何らかの形でライバル関係にある他者に対して，また時に，他者が悩んだり苦しんだりしてそれが自分にとって何の利益にすらならない場合でも，その他者に対して，人は関心を抱かないだけでなく，積極的に悪意を抱くということが見られるのである[同，p. 21]．

「理性の限界」についてのワーノックの説明は次のとおりである．

　概して人間は，たとえ何が最善の行為なのかがわかっていたり，または完全にわかる立場にあったりしても，その最善を実行しようと常に動くようには生まれついていない．人は生来，やや短絡的な考えに動かされやすい．そして，常によく考えた上で行動するよりも，むしろやや厚かましく，感情的で押しつけがましいような考えに駆られて動きやすい．結局はそのほうがずっとよかったということになるはずの，理性的で冷静な考えに動かされることはあまりないようなのだ[同，p. 21]．

　ワーノックは我々の同情心と理性は深く関連し合っていると説明している．すなわち，仮に我々がもっと理性的であるなら，「我々の同情心が成長を妨げられたり形がゆがめられたりすることも少ないだろう」ということ，そして，「我々の頭脳が混乱したり何かにとりつかれて物事がはっきり見て取れないというようなことがもう少し抑えられていれば，我々の感情はずっと良好になっているだろう」ということである[同，p. 25]．

　ワーノックのいう「道徳性の目的」とは，「同情の限界」とそれがもたらすかもしれない有害な影響に何をおいても心の底から対抗するために，「人間が持つ矛盾の改善に貢献し，あるいは矛盾がもっと悪くならない

ように力を尽くすことである」[同，p. 26]．我々は，同情はもっと広い意味を持っていると考えて，より理性的になる必要がある．ワーノックは人間の状態の改善に役立つ4つの気質または徳を提案している．それは「無害，公平，善行，欺かないこと」である[同，p. 86]．これらの徳が提唱されてから数年たった1979年に，ベルモントレポートが出された．これは，タスキギー梅毒研究に対応して発表されたものである．

　我々は道徳的な過失を犯してしまうような限界を含む矛盾した存在だ，というワーノックの人間理解に基づくと，タスキギー事件にかかわった何人かの専門職による非倫理的な行動の説明を少し前進させることができるかもしれない．しかし，道徳心理学や，特にジンバルドの研究は，有害で非倫理的な文化やコミュニティに影響されると，どうして個人が，悪行 — 時として他者を拷問するといった恐ろしいこと — に至ることができるのかについて，さらに突っ込んだ説明をしている[Zim-bardo, 2007]．

　タスキギー梅毒研究に絡む専門職の犯した非倫理的行動と怠慢に寄与したと思われる個々の人間の道徳的問題については，第1章で取り上げた道徳的問題のいくつかが当てはまると思われる．

❀　研究の健全性と連帯　❀

　タスキギー梅毒研究が始まった当時は，研究倫理審査委員会(IRB)は存在せず，研究に対する倫理審査のプロセスも，研究に適用するための明確な倫理原則も開発されていなかった．米国では，1974年に国家研究法が成立した．この法律は臨床研究を行う機関にIRBの設置を義務付け，またこの法律に基づき，「生物医学・行動学研究における被験者保護のための国家委員会」が設置された．これは，タスキギー梅毒研究や他の非人道的な研究への直接的な対応であった．英国で保健サービスに

関する研究の研究倫理委員会(REC)が設置されたのは1991年である.

　ベルモントレポートは，上記の「生物医学・行動学研究における被験者保護のための国家委員会」によって作成されたもので，人を対象とする研究に対し次の3つの「基本的な倫理原則」を謳っていた.

・人格の尊重：個人の自律を守り，また尊重し，研究参加を予定している人と真実の情報を十分に共有し，研究開始の前にインフォームド・コンセントを得る.

・善行：研究参加者が受ける利益と害(あるいはリスク)を比較考察する.

・正義・公平：費用と利益を公平に分配する. 研究課題は正当であり，搾取しない.

　米国のIRBや英国のRECのような組織が存在していれば，この3つの倫理原則のすべてに明らかに違反する研究行動は防止できたはずである.

　研究者側と研究倫理を審査する側は常に良好な関係にあるとはいえないが，どんな時でも，我々の共通目的が中心でければならない. イスラエル(Mark Israel)は以下のように指摘している.

　研究を審査する側と科学者の側が互いに分断されていると感じ，不信感を持ち，敵対している状況はかなり皮肉で困ったことである. 結局は，どちらの出発点も同じであり，「倫理は大事である」ということなのだから. 我々は本当に，倫理とは何が正しく何がよく，何が道徳的なのかに関することであるという見方を共有している. 我々の中に，人を傷つけようとしている者などいない. 誰も研究の評判を貶めようともしていない[Israel, 2015, p. 1].

アップシュール（Ross Upshur）は，「研究倫理委員会が自分に何をしてくれるのか尋ねるのではなく，その委員会のために自分に何ができるか考えよ」と題する論文で同様のことを述べている．彼は，研究者が研究倫理委員会のメンバーを「同僚」と考えないのは1つの問題であるとして，研究者が研究倫理委員会の委員になることを奨励すべきだと提案している．研究者が研究助成審査会議のメンバーになることや質の高い学術誌の査読をすることは研究者の栄誉であるので，それと同じ栄誉が，研究倫理委員会の委員になる研究者にも与えられ，それが報われることが望ましいと述べている[Upshur, 2011, p. 1114]．

ケアと研究について，イスラエルは重要な点を以下のように指摘している[Israel, 2015]．

　　倫理に配慮し，その配慮を念頭に行動することで，研究はより公正なものになっていく．我々研究者の行動のほとんどは他者に見張られていないので，不適切なやり方でことを進めてしまう可能性が大きい．（中略）しかし，学術の公正に対する圧力は日々大きくなっている．大学とその研究者たちの資金提供者への依存度が増し，政府の研究助成と給与アップが研究成果につながっている．これらの動きが，今後，非倫理的な研究行動を引き起こすという見方が高まっている[同，p. 3]．

イスラエルの分析は，あらゆる分野の研究活動に当てはまる．英国では，研究機関と研究者に対して研究の公正を厳しく求める旨が研究の健全性支援議定書[Universities UK, 2019]などの正式文書で表明されている．

その議定書において研究施設と研究者個人が遵守すべき責任事項は次の5つである．

（1）「研究におけるすべての側面で厳格で公正な最高レベルの基準」を掲げる責任
（2）「倫理的，法的及び職業上の適切な枠組み，責務及び基準に従って研究が行なわれる」ことを保証する確固たる姿勢
（3）「健全な風土のもとでの良好な管理と最良の実践，および研究者の育成支援を基盤とする良好な研究環境」を支援する責任
（4）「研究不正疑惑が発生した時は，透明でタイムリーに，妥協せず，また公平なプロセスで対処する」責任
（5）「研究公正を強化し，研究公正の精査を定期的かつ透明に推進する」責任

　議定書は，責任事項（1）に関連して，研究公正の「中心要素」として，正直さ，厳密さ，透明性と率直なコミュニケーション，配慮と敬意の表明と実践，および説明責任を挙げている．これらの要素は，研究者と研究機関が科学的能力だけでなく倫理的能力を真剣に受け止めて実践していくことの重要性を示している（https://www.universitiesuk.ac.uk/policy-and-analysis/reports/Documents/2019/the-concordat-to-support-research-integrity.pdf）．
　現在では厳格な倫理審査があり，研究公正に関する原則と理論についての幅広い指針が存在するが，研究不正事例は珍しくなく，しかも多くが表沙汰になっていないというのが現実である[Titus et al., 2008]．リトラクション・ウォッチ（Retraction Watch, https://retractionwatch.com/）というウェブサイトは研究論文の撤回に関する最新情報を定期的に更新しているが，その撤回理由は，データの虚偽表示，研究者による虚偽，盗用，およびその他の研究不正などである．

連帯とタスキギー梅毒研究の教訓

　感受性を検討した第2章で，マードックが「公平で温かいまなざし」と述べていたことを，読者は思い出されるかもしれない．マードックはこれを「積極的に道徳を実践する人の特徴で，そういう人にふさわしい印」ととらえている[1970, p. 33]．私は当初，タスキギー梅毒研究において中心的な役割を担っていたリバース看護師にはほとんど同情を抱いていなかった．彼女は，専門職としての責任を有する正看護師であり，一見すると，力と特権を持っていた．しかし，彼女の役割に注意を向けると，別の見方をすることができる．彼女は，アフリカ系アメリカ人女性として，これが自分の仕事だと思って働き，地元の男性が「名士」になるのを自分は手助けをしていると信じて関係を築く役目を果たしていた．タスキギー梅毒研究の物語の中で描かれているとおり，彼女は，男性たちの幾人かが研究上のある検査を受けている間苦しんでいるのを知っていたし，被験者になることで彼らに利益が得られるのはよいことだとも思っていた．

　グレイ氏が著書で指摘しているのは，研究の本当の姿が明らかにされた後でさえ，被験者として参加した男性たちはリバース看護師に対して肯定的な見方をしていたことである[Gray, 1998].

> 　リバースさんについて興味深いことは，その実験に参加した人に彼女についてどう思うか尋ねると，異口同音に，彼女はいい人で，ちゃんとした専門職であり，自分たちをきちんと扱ってくれたと答えていることである．実際，「ミス・エバーズ・ボーイズ（Miss Ever's Boys, 1997）」（タスキギー梅毒研究を描いた映画）を観た後，実験参加者のうちの数名は，映画はリバース看護師を正しく描いていないと感じ，仰天していた[同, p. 111].

タスキギー梅毒研究を検証したリバービーも次のように，研究参加者のリバース看護師に対する信頼と尊敬について，グレイ氏と同じことを述べている[Reverby, 2009].

　　あの男性たちとは友達になったのかと尋ねられると，リバースは落ち着いて弁護士たちにこう語った．「あの人たちとは友達だったし，まだ生きている人たちは今でもそうですよ」．研究参加者で存命中のショー氏(Herman Shaw)はうなずいてこう述べた．「我々は彼女のことが大好きだったし，彼女も我々を愛してくれた」[同, p. 167].

　ここに至って我々は，ケアと研究における非倫理的な行動に対する我々の反応をゆっくりと考えていく必要がある．結論を急いだり，誰かを悪者と決めつけたり，悪意を憶測したり，物語の全容を聞こうとしなかったりするなどの反応は安直に過ぎる．そうはいえども，人種，階級，ジェンダー，研究行動に対する態度が今とは異なる時代の人々に共感したり，その人の身になってみたり，連帯を感じたりするのは，容易なことではない．

　タスキギー梅毒研究の物語は長いし複雑である．40年間，研究参加者はその研究の本当の姿について何も知らされず，治療も施されずに，研究の「被験者」であり続けるための「見返り」が提供されていた．被験者が亡くなると，その家族には検体解剖への同意に対して金銭が支払われた．参加者と家族の中には何らかの補償を得られた場合もあったが，研究が与えた影響の全容解明と米国政府から正式な謝罪がなされたのは，ずっと後になってからであった．

　1997年5月16日に，米国政府としての公式な謝罪がホワイトハウスで行なわれ，その式典に出席した「生存犠牲者の1人」がショー氏であっ

た．彼は次のように発言している[Gray, 1998].

　　アメリカの持てる力を最大限に発揮するためには，黒人，アジア人，白人が手に手を取って本当に1つのアメリカにならなければなりません．お互いを信頼し，お互いを気遣い，タスキギー研究で我々に降りかかったような類の悲劇を二度と起こさないようにしなければなりません．大統領閣下，今日ここに我々をお招きいただき，私には感謝の言葉もありません．この誤った悲劇を正すために最善を尽くしてくださり，アメリカでこのようなことが起きるのを二度と許さないと決意してくださり，心から感謝申し上げます[同，p. 162].

　米国政府の謝罪に対するショー氏の言葉は，1つになろうという願いであり，悲劇と残虐行為に直面した時の連帯を求めるものであるともいえよう．こうした悲劇を繰り返さない覚悟を具体化するため，米国政府はタスキギー大学生命倫理センターを支援する基金の創設と，研究倫理教育の開設準備を約束した．研究倫理教育についてクリントン大統領は次のように述べている[Gray, 1998].

　　(研究倫理教育は)個人の尊重，正義，およびインフォームド・コンセントという基本的な倫理原則に依拠するよう研究者を導き，これらの原則を多様な人々に効果的に用いる方法を研究者に示すであろう[同，p. 165].

　大統領はさらにこう述べている．

　　我々は今，1つの課題に直面しています．科学と技術は急激に我々の生活を変化させ，我々がより健康的・生産的に，またより豊

> かに暮らせることを約束しています．しかし，こうした変化とともに，我々が進歩する後ろに良心を置きざりにするようなことがないよう，一層努力しなければなりません．成長の名のもとに道徳の基軸を失えば，前進はありえず，本当に，多くを失ってしまいます．(中略)心からお詫び致します．(中略)許しを与える権限があるのは，あなた方だけであります．

　生存被害者たちは許しを与え，その言葉は，ホワイトハウスの式典の後，大統領への書簡にしたためられた．グレイ氏は大統領が表明した謝罪に感謝し，次のように述べた[Gray, 1998]．

> 　あの研究に関する大統領閣下の哀悼の言葉と隠し立てのない率直さ，また誠実な語り口と心からの謝罪は，我々の心に永遠にとどまり続けるでありましょう．閣下は，国民すべてに心を配る，真の大統領であります．被害者に代わり我々は謙虚に，また敬意を持って，政府の過ちを許し，謝罪を受け入れます[同，p. 169]．

　ナッフィールド生命倫理評議会報告書のサマリー(2011)は，「連帯」とは以下のような概念であるとしている．

> 　(連帯とは)他者を援助するために，(財政的，社会的，感情的，その他の)「コスト(負担)」を負う覚悟を持って集団で関わる実践の共有である[同，p. xiv]．

　研究は実践の共有である．しかし，タスキギー梅毒研究でわかるように，関わる人の覚悟や動機は様々であった．この研究を行なった医師たちは，研究で学んだことを用いて将来の公衆衛生を促進しようと，科学

の向上に努めていたのかもしれない．リバース看護師は，よき雇われ人であることに専念していたようであり，研究に参加した黒人男性たちが払ったコスト（脊髄穿刺検査による苦しみ）と受けた見返り（自分たちへの「名士」扱い）の両方に，疑問を持たず，よいことだと思っていた．しかし，黒人男性たちの研究参加への同意と関わりは，見当違いの信頼の上に成り立っていたのだ．なぜなら，彼らは騙され，搾取され，その「研究」の医師たちに，目的のための単なる手段として利用されたのだから．

したがって，進行中であったタスキギー梅毒研究は，倫理的な連帯の模範例ではなかった．しかし，その事件から学んだ教訓は，今では，ケアと4つの原則，すなわち自律尊重，善行（よいことをする），無害（害を最小にする）および正義・公平を土台とする研究の在り方を支えている．米国では，研究計画を研究倫理委員会（IRB）に提出する前に，オンラインでの倫理教育の受講が必須となっており，これは，タスキギー梅毒研究の被害者とその家族・地域が被った苦痛を繰り返してはならないという考えをできる限り確かなものにすることを期待して研究倫理の主要原則が設定されていることを，研究者たちに自覚させるのに役立っている．

❋ 道徳的な償い ❋

2019年に私がタスキギー大学を訪問している時に，タスキギー大学生命倫理センターの年次記念集会が開催された．集会のテーマは「1619–2019：償いと和解の倫理学 400年の歩み」であった．この集会は，大西洋中間航路（アフリカ奴隷貿易）と奴隷所有制度が始まって400年が経過したことを記念していた．

アフリカ系アメリカ人が経験したことに対しては，謝罪すべきことが多くある．奴隷制，特に南部の州における人種差別，リンチ，そして，

本章で詳しく取り上げた公衆衛生研究における人権侵害である．過去における過ちを正す責務を具体的にどうあらわしていくかについては，米国全体で議論が続いている［Gallagher, 2019a］．場所によっては，人が人を搾取することを美化しているととらえられるような銅像や記念碑が撤去されることも起こっている．大学では，かつて搾取された人を先祖に持つ人への奨学金制度を設立して，過去の差別行為を正そうとする動きもある．

　先に述べたように，タスキギーでの犠牲者と国民に対する大統領の謝罪の結果の1つが，タスキギー大学生命倫理センター設立のための大統領令であった．このセンターは，研究とケアの実践における人間の連帯を照らす前進と希望の光となっている．同時に，「忘れてはならない」という倫理的要請とともにタスキギー梅毒研究の遺産を思い起こさせる起点ともなっている．

　センターのシンボルマークのサンコファ（sankofa）という鳥は，卵をくちばしにくわえて後ろを向いている．これは，未来に向かって進むために後ろを振り返っていることを意味する．sankofaは西アフリカに住むアカン族の言語ツウィ語の言葉で，訳すと「戻って手に入れよ（san：戻る，ko：行く，fa：探し求める）」となる．

　タスキギー大学生命倫理センターは，地域社会と密接に関わり，公衆衛生に焦点を置き，また，タスキギー梅毒研究に動員された被害者の子孫との約束を果たし，その子孫たちと連帯をしているという点において，他に類を見ない．被害者家族は既に「わが父たちの声遺産財団」を設立しており，センターはその財団と協働している（https://www.voicesforfathers.org/）．その財団は，センターの年次総会に合わせて，毎年何らかのイベントを開催している．また，タスキギー梅毒研究被害者の子孫がより高度な教育を受けることができるよう設立された奨学金のための資金調達も行なっている．タスキギー大学生命倫理センターと遺

産財団が行なっていることの多くは，「道徳的な償い」の模範と名付けて
よいであろう．哲学者ウォーカーは，「道徳的な償い」を以下の言葉で述
べている[Walker, 2006]．

> 価値と責任を共有しながら，信頼と希望を回復あるいは創出する
> こと[同，p. 28]．

　ウォーカーは，道徳的な償いが課す「6つの務め」について詳述してお
り，いずれも次のようにタスキギー梅毒研究に関連している．
(1)「道徳的な償いは，過ちを犯した者と，過ちに対する責任を共にし
　　た者に，その責任を課すことで満たされる」：タスキギー梅毒研究
　　の場合は，1997年の大統領による謝罪を導くまでの努力の中で責
　　任の所在はすでに明らかにされている．
(2)「道徳的な償いは，被害者やコミュニティに対して行なった過ちや
　　害，侮辱または脅しを認め，それに真摯に対処することで満たされ
　　る」：しかし，タスキギー梅毒研究を主導し40年以上それを継続し
　　た者たちが過ちに対する責任を受け入れたようには見受けられない．
(3)「道徳的な償いは，誤った行動が道徳的基準に対する恐怖，混乱，
　　不信感，絶望を巻き起した可能性のあった地域社会において，権威
　　を持って道徳の用語と基準を確立し，あるいはその用語と基準を本
　　来の意味に戻すことで満たされる」：タスキギー大学生命倫理セン
　　ターの学会開催などの事業では，ずっと，「希望」や「連帯」などの言
　　葉を中心に据え続けている．
(4)「道徳的な償いは，道徳的基準を共有しているという認識において，
　　またそうした基準に応答し，その基準を表現し強化する実践を支援
　　する場合において，人と人との信頼を取り戻し，あるいは新たにそ
　　れを創り出すことで満たされる」：アフリカ系アメリカ人の間に研

究への信頼を築くことは容易ではないが，研究の倫理的な実施を確実なものとし，信頼を高める努力が続けられている．

(5)「道徳的な償いは，道徳的理解と，その理解を支える責任を負っている人々が信頼に値するという希望の灯をともし，希望を育むことで満たされる」：上述のように，タスキギーの遺産財団とタスキギー大学生命倫理センターは希望の灯をともし育む仕事を多く行なってきた．ヘッド夫人は以下のように語っている．

　タスキギー梅毒研究事件の子孫たちは，連帯し共通の善のために一致団結して立ち上がり，許しと癒し，および1つになることで生まれる力を現実のものにした素晴らしい例を示している．

(6)「道徳的な償いは，実際的な面と道徳的な面で，可能な場所で可能な限りにおいて，愚行を犯した者と結果的にそれによって被害を被った者との間に適切な道徳関係を作りまたそれをつなぎ直すことで満たされる．それができない場合には，他者との，また地域社会の中の道徳的関係性を安定させるか強化することが，道徳的な償いの目指すところとなる」：タスキギー大学生命倫理センターは，梅毒研究の子孫，学者・研究者，為政者を集め，対話を続け，重要な文化的理解と教育を生み出している．その仕事と覚悟は，道徳的な償いの要である．

　教育と謝罪もまた，正義を回復する上で重要な役割を担っている[Walker, 2006, p. 222]．

　正義の回復では，被害者の苦しみを常に中心に据える．そしてそのプロセスと成果は，「情報，なされた害の検証とそれに基づく補

償，謝罪」を含む全体的な修復へと向かうのが一般的である．正義の回復は，被害者を見捨てることに抗し，加害者やその他の責任者が過ちの後に正しい行ないをするよう彼らに積極的な役割を提示する．自分の行ないを恥じ，後悔する者には，過ちを正す活動に参加することによって，被害者に対する敬意を表する場とともに，自尊心と道徳的能力を確認する機会が与えられる．(中略)相手を許すことが無理強いされることは決してないが，(中略)正義の回復は1つのスペースを生み出す．そのスペースは，謝罪と許しという当たり前のことがやりとりされる可能性を秘め，過ちが非常に深刻な場合でさえ，時として謝罪と許しが達成されるのである[同, p. 217].

本章の執筆に際し，私は「わが父たちの声遺産財団」代表のヘッド夫人に，財団の仕事における連帯の重要性と将来への希望を尋ねた．ヘッド夫人は次の答えをくださった．

　1932年から1972年に実施された米国公衆衛生局による梅毒研究において，非倫理的で不道徳的な扱いを受けたアフリカ系アメリカ人男性623人の子孫たちは，経験，目的，そして同じ責任を共有して，1つにまとまっています．(中略)米国公衆衛生局が実施した梅毒研究によって非人道的な扱いを受けた623人の男性たち，私たちが愛した彼らすべてが残してくれたものをずっと記憶にとどめ，誇りに思い続けながら，その子孫たちがお互いを支えるために連帯し続けることが大切です．悲劇的で不公正なタスキギー梅毒研究の歴史は，消し去ることはできません，また忘れ去られるべきでもありません．
　その子孫たちが前進しつつ抱く使命は常に断固としています．あの研究の歴史が忘れ去られることのないよう，たゆまず努力を続け

ること．被害者の犠牲を記憶にとどめ，彼らの命を誇りとしていくこと．被害者とその家族が経験した物語を世に知らしめていくこと．被害者の命をたたえ，他者を勇気付けるにふさわしい「記憶と激励の庭園」を建設すること．世代から世代へと子孫に学びを促し続け，そのための資金を提供すること．答えの出ていない問いを問い，答えを探し続けること．タスキギー大学生命倫理センターとのパートナー関係を維持すること．そして，欺瞞，虐待，不公正，侮辱によって悲惨な経験をしたすべての人にとっての生きた証となり，希望の光となること．我々の財団が受け継いだものは，悪から善を引き出す力となり，また利益となるでしょう．(中略)被害者たちの子孫は，共通の善を求めて連帯し，許しと癒し，そして団結が持つ力を実現するという素晴らしい証を，世に知らしめたのです[私信，2019年11月]．

　本章では，ケアと研究の実践に関わる連帯の重要性に焦点を当てた．また，道徳的な償いの役割も紹介した．ケアにおける過ちの持つ複雑さ，あいまいさ，また矛盾をより十分に見極めるためには，時間をかけ，スペースを作ることが重要であることも示した．倫理的に理解し対応するには，傷つき，害を被り，貶められた人に物語を語ってもらい，それに耳を傾ける必要がある．また，我々自身も倫理的な過ちに対して限界があり，脆弱であるということを理解しなければならない．我々は皆，自己満足をせず，すすんで過ちを認め，道徳的に償おうという気持ちで謝罪しなければならない．そのプロセスは，性急で安易に進めるべきではない．ウォーカーは次のように述べている[Walker, 2006]．

　　修復が簡単に，早急に，安定して，またコストをかけずに進めることが難しいケースであったとしても，償いが必要ないとか，道徳

的に責任はないといった議論はありえない．個人であれ団体であれ，道徳的関係を元に戻して償う責任を負った者が議論すべきは，場合によってはそのような作業は複雑で時間がかかり，うまく進まず，精神的な痛みやストレスを伴うことがありうるということである．コントロールは効かず，楽ではないし，思ったとおりにならない．プライドは傷つけられるし力不足だ，物理的にも社会的にも資源が足りないといった様々な犠牲がありうるという覚悟が必要なのだ．難しいケースでは，道徳的な償いは偶然に帰しやすく，継続的に行なわれる必要があり，最終的な償いは不安定で不満が残り，加害者と被害者の両方にとって終わったとは思えない状態が続く可能性が高いのである[同，p. 206].

おわりに

はじめから，スローエシックスとケアのアートの実践が簡単にいくだろうという約束はなかった．間違いはいつでも正せるとか，過ちにさらされた人と関わる時，我々は常に倫理的感受性を示すことができるという約束はなかった．許しと回復が醸成されるような道徳的なスペースを作り出せるだろうという約束もなかった．重要なことは，タスキギー梅毒研究の複雑な物語においては，非常に多くの重層的な意味が存在する可能性がある，ということである．タスキギー大学生命倫理センター理事長ウォーレン教授は，いくつかの重要な疑問を呈示している[Katz et al., 2011].

事実は，それを語る人によって様々である．(中略)次々と書籍として出版されるものや，査読を受けた科学的な文献であってさえ，そこに報告されていることが，どこまで信頼できて，どれほど検証が可能なのか，わからない．正真正銘の真実を，我々は知ることが

あるのだろうか[同, p. 142].

　とはいえ，タスキギー梅毒研究の物語とそこから生まれた連帯によって，我々は希望を見出すことができ，そこから，ケアと研究におけるより健全な信頼関係が生まれている．ウォーレン教授は，次のように締めくくっている[同, p. 148].

　　タスキギー梅毒研究がタスキギーに残したものは，その文化的な背景と内容において，アフリカ系アメリカ人とすべての良心的な人々の，過去と未来の歴史の根底に確実に存在している．正しく取り組むことで，黒人たちの魂はケアされ，育まれ，癒される．その時までは，アメリカの魂は決して平安ではいられないであろう．

4
·····

スペース
道徳的振り返り，静けさ，
そしてケアのアート

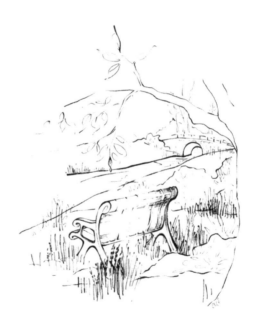

空っぽのスペースとか空っぽの時間などというものはありません．いつでも見るもの，聞こえるものはあります．実際，静寂を作り出そうとしてみたところで，そんなことは不可能です．

ーケイジ(John Cage，作曲家，理論家，芸術家，『サイレンス』，1961)

はじめに

「鳥の歌声に耳を傾けなさい」．サバティカルの最初の訪問でタスキギー大学に着いた時，同大学の生命倫理センター理事長は私にこう助言してくださった．この特別な場所で，貴重な時間を無駄にしたくない，ここでの経験をフルに活かしたいと心底思っていた私には，「何をするべきか」と問われた時の答えとして，何かを「する」のではなく，ただ「いる」ために，時間とスペースを作ることが一番大事なのだということがよくわかった．本当に，ここで貴重な時間とスペースを持つことができたのだった．

日々の会話，メディアや芸術，あるいは学術文献では，スペースについて多くのことが様々な形で取り上げられている．サイエンスフィクションの「スタートレック」シリーズに出てくるキャプテン・カークを思い出す読者もおられると思うが，彼は地球の外のスペースを「最後のフロンティア」と呼んでいた．友人や家族の間では，スペースが必要だ，欲しい，スペースを作ろうという話が出たりする．

文献では，実践する者が自分たちの実践を道徳的，情緒的な観点で振り返ることができるようなスペースを作ろうという検討が増えており，その例としては，倫理委員会，ソクラテス的対話，シュワルツ・ラウンド訳注），マインドフルネス，サイレント・リトリートなどがある．また，公的なスペースと私的なスペース，物理的なスペースと情緒的なスペース，関係性のスペース，安全スペースなど，様々なスペースが探求されている．さらに，「スペースの公平」に関する論文も増えている．

以下の物語は，革新的な倫理教育を描いている．参加者となるケア従事者と学生に振り返りを促し，ケアのアートをしっかりと考える時間とスペースを持ってもらうようにと考案されている．ベルギーとオランダで始まったsTimulが発端で，sTimulとは「シミュレーションによる刺激

(stimulation by simulation)」の略である[Vanlaere et al., 2010].

(**訳注**：病院の職員が定期的に一堂に会し，仕事上の感情面や人間関係の面などを振り返り，率直に話し合う場として英国で開発され，カナダ，オーストラリア，ニュージーランドなどで実施されている．ファシリテータのもと，指定発言者数人が各自の体験を簡単に語った後，会場参集者が自由に発言していく．効果として，ストレスや力関係の低減，職員間の敬意の高まりなどのエビデンスが得られているという．実施に際しては登録が必要(About Schwartz Rounds - Point of Care Foundationなど))

🌸 物　語 🌸

　ある土曜日の昼食時，大学のシミュレーション室に，ケア従事者の小さなグループがやってきた．彼らは，普段着と寝間着だけ持ってくるように言われていた．24時間，ケアを受ける人になって看護学生のケアを受ける役割を担うことに同意している．この「模擬入居者」たちは，障害者や高齢者などに扮して自分の身体的，精神的なケアのニーズを詳しく申告した上で，「装具」を用いて自分が申告した障害や不自由を体験した．用いる装具は，視覚障害を体験するメガネ，聴覚障害を体験する耳栓，移動の障害を体験する車いすや歩行装具などである．彼らは「模擬入居者」の役に没入し，食事，トイレ，入浴，着替えの介助を受けた．また，卓上ゲームや他のグループ活動に参加した．

　「没入型シミュレーション」を体験した後，「模擬入居者」となった参加者には自分たちの体験を振り返る機会が設けられた．彼らは，自分たちが体験した依存，脆弱性，孤独について語った．また，自分で選ぶことの重要性を再認識したこと，時間の感覚がマヒしてしまうこと，自分1人になれる部屋があることの意義，意味のある活

動に関わること，また，ケアしてくれる人とよい関係を維持することについて語った．

　参加者たちは，ケアを受ける体験を通してケアの倫理的側面を考え，時間とスペースが非常に重要な役割を持っていることを学んでいた．そのことについて，以下に詳しく見ていくにあたり，スローエシックスの6つの要素の1つ「スペース」についておさえておきたい．

スペース

　「スペース（space）」という言葉の起源は13世紀にさかのぼる．当時は，「範囲または地域，（何かをするための）場所」を指していた．古フランス語のespaceは「時間の区切り」と「距離の間隔」という意味で（12世紀），スペースはその短縮形である．ラテン語のspatiumは「場所，地域，距離，あるまとまった時間」を意味していた．

　14世紀初頭から，スペースは「場所」のほかに「時間の長さ（量または範囲）」も指すようになり，そのことから，「スペース」と「時間」は密接な関係を持つようになった．ケア従事者が，よいケアをするのに「時間」が足りない，ケアの前後や最中にケアを振り返る「スペース」がない，などの問題を共通に感じているのはその証拠といえる．

　ケアのアートには，物理的なスペース，関係性のスペース，道徳的振り返りのスペースという3つのスペースが特に重要である．1つ目の「物理的なスペース」は，ケアを行ない，ケアを受けるスペースである．患者の自宅，あるいは，病院，ホスピス，ケアホーム，デイケアセンターがそれにあたる．多くの倫理的問題はケアの物理的環境に関係している．尊厳とプライバシーはまさにその例であるし，ケアを受ける人が自分で選んだり自分で管理できたりするかということも，ケアの物理的環

境に関わることである．英国の「ケアにおける尊厳運動」では，病室は男女別に，トイレや浴室はプライバシーに配慮を，と叫ばれたことがあった．

　物理的スペースには，社会的側面と関係性の側面があるという点も重要だろう．クローターらは，「高齢化の地理」と「スペースへの視点の転換」という考えに立って以下のように論じている[Cloutier et al., 2015]．

　　場所とスペースの重要性は，あることを経験するための背景とか入れものといった消極的な面にあるのではない．そうではなくて，人と場所は互いに影響し合い，変化に富み，したがって，人と場所は関係し合っている．場所とスペースの重要性はこの積極的な面にあるのだ[同，p. 770]．

バリーナは，次のように，「スペース」は「場所」よりも広い意味を持っていると考えている[Barina, 2015]．

　　「場所」という言葉を私が使う時には，建物などの材質，医療提供の場，立地を指す．医療が行なわれる様々な場所は明確な「スペース」でもあるのだが，「スペース」は，物理的・地理的な質を意味するだけでなく，場所を形作り，場所から生まれ，またそこで展開される考えや活動，シンボルも意味していると私は考える．「場所」はすべて「スペース」ということになるが，「スペース」は，どんな特別な「場所」をもはるかに凌ぐ意味を持っている．

バリーナはさらに，倫理とスペースは関わり合っており，人の性格やアイデンティティにも影響を及ぼすとして，「医療のスペースは人々の

価値観を担い，また価値観を育む」[同，p. 99]，「価値観を伴わないスペースは存在しない」と述べている．そして彼女はこう続けている．

> 「(スペースは)単に人や物を入れる容器ではない．倫理も同様だ．倫理はいつも，すでにスペースに刻みこまれており，スペースは我々の価値観や道徳的想像力を伝え，制限し，そして広げる[同，p. 105].

スペースと倫理に関しては，「スペースの公平」という価値観が特に高齢者ケアにおいて重視されている．例えば，ヘイスティングスセンター特別レポートの「後半の人生をよいものにする条件とは？」と題する論文は，高齢者に優しい施策には，環境，スペース，建築の重要性にもっと注目する必要があると主張している[Berlinger et al., 2018]．このような点からみても，「スペースの公平」という価値観が重要であることがわかる．例えば，グリーンフィールド(Emily Greenfield)は以下のように述べている．

> 「スペースの公平」という言葉は，多くの場合，都市研究や批判的地理学の分野で用いられてきたが，スペースの公平の理論では大きな包括的な洞察がなされている．すなわち，社会的不公平は地理的なスペースを形成し，また，地理的なスペースが，社会的に有利，不利な資源配分に影響を及ぼすという視点である．

グリーンフィールドは，スペースの公平に関連して，「ご近所のありがたさ」について述べ，近所のありがたさは，移動能力が高い，心の健康が良好，障害のリスクが低いということと関連しているとしている．
たしかに，私の80歳代の両親はご近所特権に浴しているようで，人生のほとんどを田舎の同じコミュニティで過ごし，ご近所は皆友達で，

家族やご近所から多くの親切と愛情を受けている．両親はまた，政府の支援を十分に受けており，そのおかげで自宅で60年間快適に過ごし，ホームケアも活用でき，無料の旅行を楽しみ，ほかにも様々な恩恵にあずかることができているのである．

　物理的，あるいは環境的なスペースは，「自分が何者であるかの感覚に寄与し，また，我々がその場**について**どう感じ，その場**の中で**どう感じるかによって絶えず形作られ，作り変えられる」という論考もある[Milligan 2015, Cloutier et al., 2015, p. 769で引用]．

　ケアの実践で非常に重要な2つ目のスペースは「関係性のスペース」である．ケアにおける関係性は数が多くて多様であり，色々なレベルで新たな関係ができたり，関係が妨げられたりする．クローターらは，関係性の倫理の原則として，関わり合い，全人的理解，相互尊重，および環境の4つを挙げている[Cloutier et al., 2015]．そしてその「環境」には「ミクロレベルの倫理的スペース」から「マクロレベルの倫理的スペース」までの「連続性」があるとしている．「ミクロレベルの倫理的スペース」とは，個人が「互いに個人的な関係」を結び合うスペースのことである．「マクロレベルの倫理的スペース」は，「地球規模のコミュニケーションや対話が交わされる社会的または政治的なスペース」である[同，pp. 768-769]．

　私は，こうした「関係性のスペース」には，「中間レベルの倫理的スペース」も加えることができると思っている．第2章で，ケアにおける尊厳について英国看護協会と実施した2008年の大規模研究について述べたが，その結果の1つは，ケアにおける相互作用のレベルにより，ケアの受け手の尊厳が高められることも損なわれることもありうるということであった．そこで，これら3つのレベルの「倫理的スペース」を以下のようにとらえると，ケアにおける関係性のスペースに関わる倫理的側面について明確な検討ができ，また，それについての熟考も深まるように思う．

ミクロレベルの倫理的スペース：ケアする人，ケアの受け手，家族や友人などの間の関係のように，個人の間で倫理的な関係を構築し，また振り返るスペースと時間を指す．

中間レベルの倫理的スペース：組織との関係を構築し，また振り返りを行うスペースと時間を指す．組織との様々な関係の一例として，ケア提供組織の綱領（ミッションステートメント）と運営方針との関係がある．その関係のありようは，ケアする人，ケアを受ける人，家族，施設管理者の間の関係に影響し，とても重要である．

マクロレベルの倫理的スペース：足元から発して，国やグローバルの視点で物事を考えるスペースと時間のことである．その例としては，政府の政策，人口動態，ケア提供者の国外移動，難民のケアニーズ，ヘルスツーリズムなどの，ケア提供に影響を与える国内・国際課題などがある．

　スローエシックスとケアのアートで重要なもう１つの「スペース」が，「振り返りのためのモラルスペース」である．これについてはウォーカーの著作（1993）から多くを学ぶことができる．ケア専門職の振り返りの実践は重要であると受け止められており，現在はさらに進めて，振り返りの実践を看護師および他のケア専門職に義務付けている国もあり，英国はその例である（例えば，2019年看護師・助産師協会共同声明）．次節では，スローエシックスとケアを考える上で非常に重要な，振り返りのためのモラルスペースについて述べる．

🌸 振り返りのためのモラルスペース 🌸

　ウォーカーは，「モラルスペースを皆に開かれたものに：倫理コンサルテーションの新たなイメージ」と題する論文の冒頭で，医師である友人が臨床倫理学者と仕事をしてどう思ったかを尋ねた時のことを書いて

いる．その医師は，倫理学者は自律性やパターナリズムなどの問題に向き合うように促してくれた，そんなことはこれまで考えてもいなかった，だから倫理学者は大事な存在だと話した．そしてその医師はしばらく考えてから，医療には組織の圧力や個人的なプレッシャーもあるのでと，次のように語ったという．

> そういうことを考える場所があるのは大事なことだった．そういう場所で考えることで，いくつもの意思決定に自信を持って臨めるようになったし責任感も高まった [Walker, 1993, p. 33].

　ウォーカーはこの医師の話を受けて，倫理学者の活動についての2つの異なる見方を論じている．1つが，倫理学者は専門知識を持っていてそれを臨床上の問題にあてはめて解決策を考えてくれるので，倫理学者は技術者のような人だという，医療でよくある見方である [Caplan, 1982 の論評]．なかなか魅力的な考えで，いかにも「地盤の硬い高地」用の分析技術を使って「低地のじめじめした」問題を即刻解決してくれそうに見える（第1章で述べたように）．

　しかしウォーカーは，道徳や倫理を考える時に「理論」や工学的な理論モデルを用いることは次の3つの点から問題があると述べている．

　1つは，人間の道徳的な営みは社会と共にあり，個々の実践の背景には「歴史的に特有な前提や事情」があるという点である [同, p. 34]．2つ目は，「それぞれの出来事」に対しては，その出来事に特有の事柄や問題を総動員して取り組まなくてはいけないという点である．そのような個別特異性を考えると，モラルコンピテンス（道徳的能力）を「定理や数式のような，単なる問題解決用具とみなすことはできない．道徳的能力をそのように矮小化することは大工の仕事を1本のノコギリに矮小化してしまうようなものだ」，とウォーカーは述べている [同, p. 34].

彼女が３つ目に指摘しているのは，人間の道徳的な営みは前向きで物語を共有していくプロセスであり，「語りを通して人々はわかり合えるようになる」という点である．

　そしてウォーカーは，この３つのテーマをもとに以下のように述べている．

> 　倫理についてのよくある見方は，道徳や倫理は倫理的問題事例にあてはめる理論だというものなのだが，私はこの見方を，ナラティブを中心とする見方へと転換したい．すなわち，道徳や倫理は，共に生きることができる（あるいはそれを求める）人間社会の中で，人々がわかり合い調整していく媒体なのだという見方である．この考えは早晩倫理コンサルタントに波及していき，彼らは，技術者から建築家へ，技術面に長けた人から調整者へと変貌していくだろう[同，p. 35]．

　これが，倫理の営みの，またスローエシックスの考えであり，その中心に物語あるいはナラティブがある．そして，そこに流れる話し合いのプロセスが重要なのである．関係する人々の語りに注目し，そうして初めて，人間関係と道徳的な共同体の重要性をあらためて考えることができる．我々は道徳的熟考の扉を開け，よりよい解決にたどり着き，自分たちの道徳的な生活を新たにし，倫理的な責任を果たしていくことができるのである．

　ウォーカーは，倫理学者がケア実践に果たす積極的な役割は，実践者や医療施設が抱く倫理的・道徳的な疑問を話し合えるようにすること，また誰もがそれを受け入れられるようにすること，そして，振り返りのできるモラルスペースを「開放的で利用しやすく，また活気ある」ものにすることにある，と述べている．ただ，倫理学者 ―また建築家として

の倫理学者— の役割に関しては，ウォーカーによると，これは二者択一ではなくて，どちらも大事であるという．

> 建築家は，例えば工学の基本的な原則などの，ある種の純粋に専門的な知識を持っているに違いない．しかし，同時に彼らは社会的な，また心理的なことにも関心を向けなければならないし，使う人が満足する機能を構造物に反映させるためには，規格建築の場合も注文建築の場合も，美的感受性を発揮しなければならない．倫理コンサルタントに求められるのは概念的ツールや専門知識の訓練だけではない．個々の施設に特有の制約を考慮しつつ，どこに道徳的スペースを作り存続させていくべきか，またそこでの道徳的な話し合いを排他的でないものへと統合していけるように，そのスペースをどう構築するかというセンスも問われるのである[同，p. 40]．

物語，あるいはウォーカーがいう「道徳的なナラティブ」は，本章のはじめでも触れた没入型シミュレーション体験の物語とは異なる．ウォーカーによれば，道徳的なナラティブは，理想的には，ある状況を体験した当人が，それについて自発的に考えたり感じたりしたままを書いた物語であるべきだという．没入型シミュレーション体験での物語は，参加者たちが，自発的にではなく，研究者のインタビューにこたえる形で自分たちの体験を語っているので，厳密には，ウォーカーのいう「道徳的なナラティブ」とはいえない．それでも，そこに書かれた物語を読むと，参加者たちが没入型シミュレーション体験にどう反応したかがよくわかる．その反応は非常に肯定的なものばかりであるが，没入型シミュレーション体験は，倫理教育に関わる様々な課題を提起している．

倫理学者は振り返りのためのモラルスペースを再生させる建築家であるという考えは，次項に述べる倫理教育プログラムをデザインする上で

重要な役割を持っている.

振り返りと倫理教育

「教育（education）」の語源には，育てる，訓練する，引き出す，導くなどの意味がある．オンライン語源辞典には，「子供の educere（エデュセーレ）は，通常，身体的な養育または支援を指す一方，educare（エデュカーレ）は，より頻繁に，精神に関連して使われる」，また，「思考力を引き出し，伸ばすことが教育（education）の第一の意味であると一般に言われていることに根拠はない」とある（http://www.etymonline.com/index.php?term=educate）.

　根拠はどうであれ，高等教育では教育の目的が知識の面に偏ることが多いようである．倫理学のような分野では思考力を引き出すことがおそらく大事であろうから，それもなるほどと思える．しかし，学問分野は数多くあるので，学習目的も色々なものがありうる．例えば，ブルームの分類によれば，学習には3つの領域があるという[Bloom, 1956].すなわち，認知（知識），感情（情緒／態度），そして精神運動（スキル）である（http://www.nwlink.com/~donclark/hrd/bloom.html）.学習領域をこのように整理してとらえると，ケアの分野で働く人への教育はとても重要であり，しかも，この3つのすべての領域の教育が大事であることがよくわかる．①ケア従事者は自分たちの実践を支える知識を持つ必要がある（例えば，ケアの後の手洗いを怠ると感染リスクはどうなるか，など），②彼らは適切な態度と感情を持つ必要がある（感受性を持ってケアしコミュニケーションをするために），③彼らは専門的なスキルを持たなくてはいけない（ケアの受け手の清潔面や移動等の補助をするために）.

　本章のはじめの「物語」はRIPEプロジェクトからのものである（Researching Interventions to Promote Ethics in social care：ケアにお

ける倫理促進のための介入研究プロジェクト）．サバティカルの期間中，私はヘイスティングスセンターを訪れ，RIPEプロジェクトからの知見のいくつかを発表した．その席上，ある哲学者から受けた次の質問は考えさせられるものがあった．「地位の低いケアスタッフは見返りも敬意も大して受けていないのに，そういう人に思いやりを期待するのは妥当なことですか」．

　では，地域や施設で働くケアスタッフへの倫理教育は，何を目的とするのが妥当なのだろうか．

　ケアスタッフへの倫理教育については，目的，やり方，また教育の効果に関する研究は大変少ない．その中のいくつかの知見では，単に実践上の手順やテクニックだけを教えるのではなく，知識を与えてケアの意味や前後関係を考えることができるようにデザインされた教育的介入を行なうと，施設のケアスタッフはとても積極的に反応することがわかっている．例えば，心理教育的な介入では，知識および思考スキルの面に改善が見られ，感情疲労，グループの結束，感情コントロール，および自身をケアすることに対する意識によい影響が見られた[Barbosa et al., 2014]．高齢者ケアのスタッフに対する調査では，関係性を重視しながら高齢者の自己決定を尊重するケアを実現するためにはスタッフへの教育が必要であると報告されている[Breitholtz et al., 2013]．この研究では，高齢者のケアや介護にあたるスタッフは，倫理的な判断が難しい状況に1人で直面することが多いが，相談する人がいないと述べている．介護施設などではその傾向が強く，高齢者が認知症である場合は特に深刻である．

　同様に，ノルウェーの介護施設における研究では，難しい倫理的判断を迫られるケア従事者の感情面のウェルビーイングを守る必要性が述べられている[Jacobsen and Sørlie, 2012]．自律性や尊厳などの価値とケアの安全性との折り合いがつけられない時，ケア従事者は大変困惑

し，無力感と職場組織からのサポート不足をしばしば感じている．

　フィンランドの介護施設での研究では，ケア従事者が意思決定を行なう時，自身を含む関係者それぞれの価値観が果たす役割をよりよく認識できるような，また，同僚と話し合いながらそれらの価値観について振り返ることができるような方法を見出す必要があると強調している[Frilund et al., 2013]．さらに，全員が理解し共有している倫理的基準に照らし合わせなければ，よいケアが提供されているかどうかの判断は難しいとも述べている．

　これらの先行研究は倫理教育の必要性を強調してはいるものの，どのような形で行なうべきか，そのねらいを何にするか，どうすればその教育を評価できるかについては，意見が一致していない．ケア従事者の思考力を高めるだけでは不十分であること，および，情緒や価値観に働きかけてケア従事者が倫理的に行動できるスキルを身に付ける必要がある，という点では一致が見られるようである．「倫理的能力」を育むことが倫理教育のねらいである，ということなのであろう[例えばGallagher, 2003, 2006]．倫理的に知ること，倫理的に見ることまたは感じること，倫理的に深く考えること，倫理的に行動すること，そして倫理的であること，言い換えると徳，これらの要素があれば，ケア従事者に対する倫理教育として我々が目指すものの全体像が描けるのだろうか？

　いずれにせよ，倫理的能力の促進（あるいは人格の形成という方がよいかもしれないが）― これは複雑であり，一面的になしうるものではない．ケア従事者は，倫理的な概念や理論の知識を得るだけでは不十分である．ケアの受け手は1人ひとり違い，ケアの状況もそれぞれである．だから，得た知識が意味を持つためには，個々の特殊性に照らして，その知識をよく振り返る必要がある．あわせて，その特殊性を注意深く「見る」能力と，倫理的感受性を高めていかなくてはならない．また，身に付けた知識は，話すことにもケアのアートにも生かされないといけな

い．肝心なことは，ケア従事者の倫理教育と倫理的能力促進の第一の目的は，倫理的なケアの提供にある，という点である．ケアにおける倫理教育は，施設利用者，家族，そしてケア従事者の経験によい影響をもたらすためにあるのだ．倫理面の能力を伸ばし，倫理意識と倫理的概念・理論を考える能力を高めることは，倫理的ケアに必要かもしれないが十分ではない．ケア従事者の振る舞いや特性は，ケアの受け手，家族，また同僚のため，ということに焦点が当てられなければならない．そして，個々のケアの流れにおいて，これはどういうことを意味しているのかという話し合いが必要である．

　最近では，医療や介護を行う人への倫理教育の方法が数多く検討されている．それには，対面式の倫理教育（講義，セミナー，ワークショップなど），オンライン学習，または対面とオンラインの組み合わせ学習（例えば我々の「ケアにおける倫理的意思決定」に関する大規模公開型オンラインコース初級編，https://www.futurelearn.com/courses/ethical-decision-making-in-care2），および，倫理を振り返る話し合いや臨床倫理グループワークなどがある．ケア従事者への倫理教育に没入型シミュレーションを初めて取り入れたのは，2008年，ベルギーの倫理学者，看護師，および研究者のグループである[Vanlaere et al., 2010]．この取り組みは「sTimul」というプログラムで，実社会で働いているケア従事者がケアを受ける人（以下，「模擬入居者」）を演じ，ケアは「ケア倫理ラボ」と呼ばれる学習コースの看護学生が提供することになっている．sTimulによる介入を研究チームが評価した結果では，このプログラムの参加体験は模擬入居者に大きな影響を与えており，研究チームは次のように報告している[Vanlaere et al., 2010]．

　　身体的にも精神的にもみじめな体験をした参加者たちは，立ち止まり，考える．彼らはその体験を，目からウロコと表現した．そし

てその経験がケアに対する彼らの見方に新しい洞察をもたらした．「模擬入居者」たちは，体験で学んだことを振り返り，自身のケア実践にその体験がどのように影響し，また高めるかを話し合った［同，p. 75］．

本章のはじめの物語で紹介した没入型シミュレーション体験を終え，同じ体験を持つ同僚のいる職場に戻った時に何が起こったかを，ある参加者が次のように報告している．

シミュレーション全体についてどう思ったか，私たちはそれぞれの体験を語り意見を出し合いました．そしてやはり，それぞれ違う意見や感想を持っていました．（中略）「本当に退屈だった．だって，何もやることがなかったから」と考えていた人もいて，（中略）そこで，「それはその人たち（ケア施設入所者）が毎日経験していることではないのかな？」と思うわけです．つまり，入所者の方たちはただ黙って座って物思いや思い出にふけっている．そして，それを自分がするとなれば，それがいかにストレスになりうるかは容易に理解できます．だから私たちは話し合いをして，入所者の生活，人生が少しでもよくなるように努力するのです．

別のシミュレーション体験者は，研究者が名付けた「啓示的洞察」について語っている．

今回のシミュレーション体験は，身体面よりも情緒面のニーズに実際に目を向ける時間を与えてくれたと感じます．現実には，身体面にばかり意識が向きがちで，「この患者には体位変換が必要そうだ」とか「清潔面は大丈夫かな？」とかです．それより大事なのは，

「気分はいかがですか？　ほかに何か私にできることはあります
か？」とか，「どうすればもっとよい気分になっていただけるでしょ
うか？」とか，ひとりぼっちの人がいれば，「ちょっと独りでいたい
だけ，という人もいる」という風に考えてみるとか．そして，「しば
らく独りになりたいだけ」と言う権利が人にはあるということを尊
重してみるとか，そういうことのほうが大事かな，と思うのです．

　没入型ケアシミュレーションの体験者に共通する反応は，自分のケア
実践に対する振り返りのスペースと時間が持てた，というものであっ
た．また，ケアの受け手の視点で，環境面と個人面で失っていたもの（お
そらくスペースと時間）の重要性をより深く考慮することもできていた．
　RIPEプロジェクト参加者の発言は，ケアの受け手の立場を経験する
ことで彼らが多くを学んだことを示唆している．実際，プロジェクトで
の体験が結果として直観的なひらめきにつながったと報告した者もいる
[Gallagher et al., 2018]．時間とスペースに対する彼らの感覚がより
鋭敏になったということであろう．この感覚の変化は，プロジェクトの
中に振り返りのためのモラルスペースが設けられたことが要因の1つか
もしれない．また，多忙で性急で騒がしい職場生活から離れてほっとで
きる時間に浸れたということも，幾分かは関係しているようにも思われ
る．

静かな，ゆっくりとした倫理

　新聞Irish Timesの記事「シウナス！　現代社会に静けさを求めて」
(2017)を執筆したバーン(Katie Byrne)は，「日々騒がしさを増すマル
チメディア全盛期の現代」にあって，静けさは「ますます求められる貴重
なもの」と書いていた．その記事は，静けさ（アイルランド語で「シウナ

ス」)への求めが仕事や日常生活にいかに大きく影響しているかを詳しく述べている．例えば，「クワイエット・マーク」のついた家電製品があり，騒音防止機能の付いたヘッドホンは人気が高まっているし，忙しすぎる生活やデジタル環境に浸かりきっている日々から離れて静けさと安らぎを約束してくれる「アウェイの日」「ミニ・ブレイク」「リトリート」も人気が高まっている．

　静けさを快適に楽しんでいる作家にノルウェー人探検家のカッゲ(Erling Kagge)がいる．彼は南極大陸を徒歩で50日間，単独でラジオもなしに横断した．彼の書『静寂とは』(2018)は次のように始まる．

　　森を歩いたり，山に登ったり，海を渡ったりできない時に，私は世界を締めだすことを学んだ．学ぶのには時間がかかった．自分が静けさを心から必要としていることに気付くまでは，それを探すこともしなかった．往来，音楽，機械，iPhone，除雪車……無数の騒音の奥深くに，静けさは横たわり，私を待っていてくれた[同, p. 1].

　さらにカッゲは，不思議や驚き，内面の静けさ，「立ちどまること」の価値，そして「退屈しないこと」を考え，日常生活の中の不思議についてこう書いている．

　　それは最も純粋な形の悦びだ．その感覚が楽しい．よく不思議を抱くのだ．ほとんどどこでもだ．例えば旅している時，読書している時，人と会っている時，書きものをしている時，あるいは心臓の音を聞いている時，朝日を見ている時でも．不思議は我々が持って生まれた最も強い力の1つだし，最も優れた技能の1つだ[同, p. 9].

　カッゲは「ごく小さな刺激を堪能すること」[同, p. 13]について，ま

た，編み物，瞑想，スキー，読書，ビールの醸造といった活動に伴う内面の静けさについて次のように書いている

　　我々の実に多くが，余分なもののない，何か本物というものに立ち返りたい，平穏がほしい，騒がしさでなくて，それに代わる小さな静けさ，ささやかな静寂を味わいたいものだと思っている．それはゆっくりといつまでも味わうことのできるもの，どっぷりと思いにひたれるものである[同，p. 29].

　カッゲが思い出させてくれるのは，ひとりぼっちでいることの「居心地悪さ」と，退屈を紛らわせて楽しむために何かの活動や小道具に頼らざるを得ないというのは今に始まった現象ではない，ということである．彼は17世紀の哲学者パスカルの以下の言葉を引用している．「人間の問題はすべて，部屋の中に1人で静かに座っていられないことから発している」[同，p. 37].　カッゲによれば，静けさとは「立ちどまることを通して悦びを発見すること」[同，p. 75]である．
　例えば，ムンクの『叫び』のような視覚に訴える芸術作品を鑑賞しようと立ちどまると，芸術作品と鑑賞者を「結び付ける静けさ」がもたらされる．カッゲによれば素晴らしい芸術作品は，

　　考える機械に似て，アーティストの考え，望み，気分，挫折，洞察を見る側に伝える[同，p. 112].

　カッゲの考え方のおかげで，忙しすぎる日常に安らぎがもたらされるような気がする．それは，日々の小さな出来事を悦びなさい，そして自分をもっとよく知ることのできる静寂に耐えられるようになりなさいとも言っているのかもしれない．彼は次の言葉で締めくくっている．「不

思議を体験し，『自分の南極点』を見つけ出すのは，いいことだ」と［同，32章］.

　自分を内向型人間であると思っている人には，静寂というものは楽しむところまではいかなくとも，耐えることくらいは簡単なようである．ケイン（Susan Cain）の『クワイエット（静寂）』（2012）の副題は「おしゃべりをやめられない世界における内向型人間の力」である．文化史家ススマン（Warren Susman）によると，旧来の「キャラクターの文化」は20世紀初頭に「パーソナリティーの文化」に移ったという．ケインはそれについて述べており，「キャラクターの文化」においては，

> 　まじめで，規律正しく，高潔な人物が理想とされた．人々にどんな印象を与えるかよりも，自分がどうふるまうかが重要視された．

　そうした時代背景において人はどうあるべきかを示す指針には，次のような特性が挙げられていたとケインは述べる．すなわち，義務，名誉，品行方正，市民意識，道徳，礼儀作法，高潔である［同，p. 23］.

　他方，「パーソナリティーの文化」では自分を「演じる」ことと「質」に重きが置かれる．その「質」とは，「人を惹きつける力がある，心が惹かれる，驚くほどすばらしい，魅力的，生き生きした，卓越した，説得力のある（そして）エネルギッシュな」などである［同，pp. 23-34］.

　ケインの著書は静けさの価値の深い探求である．その中で彼女は，道徳的な進歩に大きな貢献をした「内向型」とされる人々の例を述べている．よい例には，米国南部諸州の人種差別撤廃に貢献したローザ・パークス（Rosa Parks）がいる．また，ケインは，過去および現在のビジネス，政治，倫理の面で模範的指導者となった内向型人間の例を挙げている．しかし，キャラクターとパーソナリティー，内向型人間と外向型人間，徳の有り無しといった二項対立的な見方は，魅力はあるが単純すぎ，

場合によっては危険ですらあろう．そうであるとしても，バーン，カッゲ，そしてケインは，スローエシックスにおけるスペースの役割を立ちどまって考えようと我々に呼びかけている．静けさを大事にし，時間をかけ，思考し傾聴するスペースを作れば[Kline, 1999]，道徳的な生活における「ゆっくり」を真剣に考える人々は大きなものを得ることができるだろう．

✤ おわりに ✤

　この章は，作曲家で理論家のケイジ（John Cage）の言葉で始まった．彼が「作曲」した有名な『4分33秒』では，演奏者は音を出さない．ケイジはその時間と場を，聴衆がその中にいることを意識するスペースとしたのだ（これについては議論がある）．

　ライリー[Lucas Reilly, 2017]は次のように述べている．

　　　『4分33秒』は，自分を包んでくれているものを慈しむことと，その場に自分がいることをやさしく思い出させてくれる．生活から芸術が切り離されるとしたら（例えばコンサートホールや美術館の中で孤立していると感じるならば），それは，あなたの受け止め方の問題である．（中略）自分の大好きな音楽アルバムに耳を傾けるがごとく，人や車が行き交う町の音や風の音に耳を傾ければ，芸術と生活，音楽と騒音を隔てる境界線は実は存在していないと気が付くだろう．あらゆる音を，音楽を聴くように聞いてみれば，今まで気付かなかった，何か美しいものが聞こえてくるだろう．つまり大事なことは，作品『4分33秒』とは，「無」を聴くためのものではなく，すべてに耳を傾けるための作品である，ということなのだ．

本章は，スローエシックスにおける「スペース」の役割に焦点を当てた．あらゆる種類のスペースには，ケアのアートに役立つ可能性が秘められている．物理的なスペースは，ケアの受け手の尊厳とプライバシーを促進することも阻害することもありうる．関係性のスペースは，人がケアされていると感じるか，見捨てられていると感じるかの違いを生む．振り返りのためのモラルスペースは，最も重要な違いを生む可能性がある．そのスペースにおいて，倫理の専門家が自分を建築家とみなし，自らの解釈に謙虚さを忘れず，そのスペースを訪れる人々の仲介者として，共に物語を作り上げていく役目を真剣に引き受けることが重要なのである．

　本章の「物語」は，実際のケア従事者が没入型のシミュレーション体験に参加する教育プログラムからのものであった．参加したケア従事者は，ケアのアートとケアを受ける体験を振り返るために自分の職場を離れることのできる時間とスペースがいかに大事であったかを語っていた（例えば，https://onlinelibrary.wiley.com/doi/abs/10.1111/nin.12174）．

　様々な形の倫理教育方法に関わった結果，私にわかったことは，（倫理教育には）万能薬は存在しない，ということである．どうやら倫理教育に大事なことは，人に依存する体験，自分が脆弱な状態になってみる体験を機会として提供し，その体験を振り返るためのスペースと時間を作りだすことのようである．また，過去に行なってきたケアを静かに振り返り，どうすれば今後さらにもっとよいケアにしていけるかを深く考え続けるための時間とスペースを作っていくことも大事であろう．

　カッゲが示しているように，ひょっとすると我々も「自分の南極点を見つける」かもしれない．だが，何よりもまず我々は，立ちどまって鳥たちの歌声に耳を傾けなければならない．あるいは少なくとも，「立ちどまって見つめる」スペースをどう作り出すかを考えなければならない

のかもしれない．デイビーズ(William Henry Davies)が詩集『喜びの歌，ほか』(1911)に収めた「余暇(Leisure)」という詩の中でうたっているように．

　なんと意味のない人生か．
　気になることがたくさんあるのに
　立ちどまって見つめる時間がないなんて．

　ヒツジや牛のように木陰にたたずんで
　じっと何かを見つめる時間がないなんて．

　森の中で，リスたちが草むらに木の実を
　隠しているのを眺める時間がないなんて．

　昼間の日の光のごとく，またたく夜空の
　星たちを眺める時間がないなんて．

　美しい瞳の輝きに振り返り，その踊りの
　足さばきに心奪われる時間がないなんて．

　その目の示す微笑みが，言葉で語られて
　豊かになるまで待つ時間がないなんて．

　なんと情けない人生か．
　気になることがたくさんあるのに
　立ちどまって見つめる時間がないなんて．

5

持続可能性
ケアのエコロジーを高める

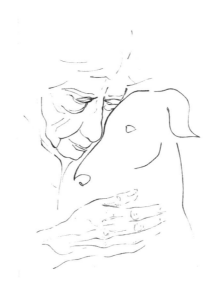

ケアは難しい仕事である．しかしそれは命を支える仕事である．ケアする人がケアを大切にするのは偽りの心でもロマンでもない．まぎれもなく人間生活の価値をあらわしているのだ．

—トロント(Joan Tronto)

はじめに

「持続可能性」は，最近のメディアや市民，あるいは政治の議論で最も頻繁にいわれるようになった言葉の1つである．地球環境への心配や希望に関連して使われることが多い．気候変動がなぜ起こり，それがどれほど壊滅的な結果をもたらしているかということは広く受け入れられている．ちょうど，「心配ならば，我々が変わらなくては」という倫理的要請が受け入れられているのと同様に．

「持続可能性」は，自然資源への取り組みや保全の問題へと人々の関心を向ける．「持続可能性」はまた，私たち相互のつながりと人類が取り組まなくてはならない地球規模の課題のもとをなす考え方でもあり，このことは国連の持続可能な開発目標(SDGs)(2019)で明確にされている．そのSDGsは，今後の世界を確実に持続可能なものにするために17の分野を特定して，政府，民間セクター，地域社会，そして我々1人ひとりに責任ある取り組みを求めている．

持続可能性は人や動物，また環境の健康とウェルビーイングに重要な影響を与えるので，その影響はケアのアートに及ぶ．ケアの持続可能性は，人間が持つ様々な関係（当人と，他者・動物・環境との間など）に多大な影響を与えるので，以下に述べるような課題を検討したり，あるいはこれをプラスの機会ととらえて考えてみたりすることが大事である．ケアに関わる重要な課題には，ケアが個人・組織・政策のレベル（第4章を参照）で大いに必要とされながら，その価値が正当に評価されていないということがある．また，人口構成の変化，増大する高齢者のケアニーズに対応するケアシステムや家族，その一方でケアの領域に進もうとする若年層の減少など，挑戦すべき課題はとても多いのだ．

一方，機会としては，他の人々，動物，環境へのケアを悪化させる要

因について，その原因と結果に対する意識が地球規模で高まっていることが挙げられる．破壊の抑制，資源の再生，多様性の促進，環境保全戦略の推進と維持などのためにできる限りのことをしようと若者も高齢者も責任を持って取り組んでいるのも心強いことである．

　本章では，グラハムという獣医師の物語を通して，持続可能性とケアのアートとの関わりを考える．物語は，難しいことをしなくてはならない状況で，自己と他との関係を持続していくことの大切さを描く．物語を読むと，ケアのアートにおける愛の大切さと，人が持つ様々な関係を持続していくことの大切さをあらためて考えさせられる．章の終わりでは，ケアの道徳的エコロジーと，その将来性を考える．将来性とは，ケアする側とその受け手が，等しく有意義にスローエシックスに関わることができるようになる，ということではないかと思われる．

❋　物　語　❋

　ある日の午前，手術の打ち合わせと予定されていた手術を終えた私のもとに，町の郊外に住んでいる高齢で体の弱いエドワーズ氏から自宅に来てほしいとの電話があった．彼の自宅に行ったことはなかったが，彼の飼っているベラというメス犬を定期的に診ていたので，飼い主の彼には以前に会っていた．彼の妻が急に亡くなったのは，その電話のあった日のほんの1〜2週間前で，彼はまだ妻の死を悲しんでいた．訪ねてみると，一階の部屋と台所は洗っていない食器やコップ，調理器具が散乱していて大変なことになっていた．本や衣服もそこら中に散乱していた．妻とともにベラの診察にやってきた時の彼は物静かであったが，当時と比べると，エドワーズ氏は興奮していた．

　子犬の時から診察してきたベラは，小さくて黒いレトリバーの雑

種犬で，今は老犬になっていた．著しく肥満し，両方の股関節と両前脚に関節炎があり，住み慣れた場所をとてもゆっくり，よたよたと歩き回っていた．ベラの両眼の白内障はかなり進んでおり，いつも歩いていた床も散らかっていて，ベラの歩行をさらに難しくしていた．ベラにはいくつかの薬が処方されていて，特に，アトピー性皮膚炎のかゆみ止めとともに，他の治療法では効果がなかったため低用量のステロイド錠剤が長く与えられていた．以前，エドワーズ氏と話をした時，ベラのQOLがある程度まで悪化した時には，一番適切な「治療」が安楽死となる日が来ることを，あいまいな言い方でほのめかしたことがある．

　家を訪ねた日，ベラは寝そべっていたが，体の毛はぐしゃぐしゃにもつれ，臭いがきつく，軽い脱水症状がみられ，周りで起こっていることに関心がない様子であった．普通なら食べることが大好きで，庭に出たいとはしゃぐのに，この日は，好きな食べ物に誘われて動くことさえなかった．私はベラを触診してみた．非常に弱っていて，私にほとんど反応しなかった．いつもなら，あふれんばかりの笑顔で挨拶してくれていたのだが．体温は常温より低く，脈は細くて弱かった．こんな状態がおよそ2日間は続いていたであろうことは明らかであった．予後をアセスメントしたが回復の見込みは低かった．結論として，ベラのQOLは低下しきっており，獣医師としての宣誓に基づき，もうこれ以上はベラへの治療を継続せず，安楽死させるべきであると判断した．

　グラハムはここで，倫理的な決断を下しその正当性を考えねばならないこととなった．まず，獣医師である彼の職業上の義務として，動物の健康と安寧を第一に考えなければならない．そして，動物を亡くした後に遺される孤独で年老いた人のニーズにこたえる責任もある．どうすれ

ばこの両方のバランスをとることができるのか？　グラハムは，自分が持っている関係，すなわち，自分自身，診察対象の動物，その家族，他の専門家との関係を，ケアの価値や徳をもとに確実に長続きするものにするにはどうすればよいかを考えることになるだろう．まず，本章の中心テーマである「持続可能性」について，さらに検討を進めよう．

持続可能性

『持続可能性：その歴史』(2014)の著者カラドンナ(Jeremy L. Caradonna)は，1970年代以降「持続可能な」あるいは「持続可能性」という言葉をともなって出版された本の数が急増しており，それ以前には，こうした言葉を冠した英語の著作は見つからない，と述べている．英語の「sustainable(持続可能な)」と「sustainability(持続可能性)」は，ラテン語sustinéreの派生語で，それは「下から上へ」を意味するsubという接頭辞と「保持すること」を意味するtenéreから成っている[同，p. 7]．したがって「sustainable」と「sustainability」は，保持，維持，補助，持続，抑制を意味する．カラドンナは「持続可能性」を以下のように説明している．

> この言葉は何よりもまず補正対策，対抗政策の意味合いで使われ，直接，気候変動と結びついている．(中略)この言葉を使う人が主張するのは，我々はこの250年，地球環境に「持続不可能な」攻撃を加えてきており，その発端が産業革命であり，そのため，我々は多くの反省と後始末をしなければならない，ということである[同，p. 3]．

カラドンナはサックス(Jeffrey D. Sachs)の言葉を引用している．

サックスはその中で，我々の生きている今の時代を「人新世」と称し，こう述べている．

> 　人新世では，「人間の活動」は「自然環境の支配的な原動力」となっている．我々は一種の自然災害であり，そうなってしまったのである[同，p. 3]．

　カラドンナは，持続可能性は「環境」だけにとどまらず，「ウェルビーイング，公平性，民主主義，正義」といった概念に関わる「社会的持続可能性」にも関連すると述べている．また，「分別のある経済学」や様々な領域のつながり方にも関連するとしている[同，p.13]．これに共通するテーマが，「スロームーブメント」と「持続可能性」の運動について書かれたものから浮かび上がる．カラドンナはその例として，政府や「どこかの誰か」が問題を解決してくれるのを期待するような受け身の姿勢ではなく，責任の「脱中央集権化」，あるいは，「小規模のゆっくりした解決策」や「地方におけるより規模の大きい自助政策」の活用を唱える持続可能性理論の研究者たちを挙げている[同，p. 18]．

　2030年までの達成を目指して国連が掲げる17項目の「持続可能な開発目標」は，持続可能性を上記のように広くとらえるとともに，人々相互のつながりと連帯についても広い視野に立っている．その目標は次のとおりである：①貧困をなくそう，②飢餓をゼロに，③すべての人に健康と福祉を，④質の高い教育をみんなに，⑤ジェンダー平等を実現しよう，⑥安全な水とトイレを世界中に，⑦エネルギーをみんなにそしてクリーンに，⑧働きがいも経済成長も，⑨産業と技術革新の基盤をつくろう，⑩人や国の不平等をなくそう，⑪住み続けられるまちづくりを，⑫つくる責任つかう責任，⑬気候変動に具体的な対策を，⑭海の豊かさを守ろう，⑮陸の豊かさも守ろう，⑯平和と公正をすべての人に，⑰パー

トナーシップで目標を達成しよう．(https://www.un.org/sustainablede-velopment/sustainable-development-goals/(英語)，https://www.unic.or.jp/news_press/feature_backgrounders/31737/(日本語)).

　これらの目標を達成するにはまだ道半ばであり，それぞれの目標は入念な説明と議論に値するが，本書での詳細な言及は控える．持続可能性一般に関し，議論や政治的な分断はどこにでも見られ，これらの目標に対する地球規模の責任についての非難や否定は数多い．そのような例には，「エクスティンクション・レベリオン」(https://www.bbc.co.uk/news/uk-49976827)という団体や世界中の若者のグループ (https://www.bbc.co.uk/newsround/49676291)が発する抵抗運動や環境保護活動がある．

　『成長なき繁栄：明日への経済の基盤』(2017)の著者で，英国サリー大学で持続可能な経済発展を研究するジャクソン教授(Tim Jackson)は，経済成長と繁栄とのつながりに対して問題を提起し次のように述べている．

　　従来，経済的拡大は繁栄につながると考えられてきた．収入が増えれば生活が豊かになる，ということである．この等式にはなじみもあり，当たり前のことのように見える．しかし，地球には限りがあり，物質的な拡張にも当然何らかの限界があるということも，同じように明らかである．限りある地球を住処とする我々は，人口が増え続けているという状況に安閑としていられない[同, p. xxvi].

　こうした限界に対峙すると，我々は2つの可能性に直面することになるとジャクソン教授はいう．1つは，引き続き経済成長を目指して地球の資源を奪い続ける可能性，もう1つは，我々が「経済成長に頼らずに繁栄を見出す術を学ばなくてはならない」という可能性である[同, p.

xxvi]．ジャクソン教授は「繁栄」をケアの倫理に沿う形で次のように定義し直している．

　　用語としてどのような形で用いるにせよ，繁栄という言葉が意味するのは，我々の生活や他者や環境等との関わり方の質に関わるもの，我々の社会の相互依存に関わるもの，また個人の人生の意味と集団の存在意義に関わるものである．（中略）英語のprosperityのラテン語の語源が示すように，「繁栄」という言葉の元の意味は「希望」に関係している．未来への希望，我々の子孫への希望，自分自身への希望である．希望の経済学は，取り組む価値のある仕事として今に至っている［同，p. xxxix］．

　ジャクソン教授による「繁栄」の再定義の中心にあるのは，人類は繁栄できるという見方である．これにより，社会の結束力が向上し，ウェルビーイングが高まり，そして「環境への物質的な影響を減らす」ことができるため，「よく生き，そして（中略）消費を減らす」ことができるようになる．その結果，「より少ないモノで，より楽しく」生きることができるようになる［同，p. 48］．
　繁栄についてのジャクソン教授の考え方を詳しく見ると，彼はセン（Amartya Sen）やヌスバーム（Martha Nussbaum）などの功利主義や潜在能力理論を引き合いにしながら哲学的，経済的な視点を取り入れている．ジャクソン教授の繁栄に対する見方を支えているのは，新アリストテレス学派の徳の倫理においても中心となっている「繁茂すること，栄えること」という考え方であり，それは，日常で消費される品々がいかに繁栄を妨げ得ることかという見方のもとになっている．

　　我々のアイデンティティの感覚，愛の表現の仕方，意味と目的の

探求，さらには夢や欲求についてさえも，それらはすべて商品という名の言語によって表現されている．我々の世界，その中で我々が占める場所について，我々に投げかけられている最も根源的な問いの答えは，消費中心主義を介してもたらされる．際限なく商品を手に取ることが，我々の求める自由の代弁となる．時としてそれは，不老不死の代弁ともなるのである［同，p. 212］．

　我々が物の所有に心を奪われることがないように，そして，ケアにおける関係性に倫理的に持続可能な形で関わるに当たって，私が思うのは，愛こそ我々が強く求めているものだ，ということである．

ケアにおける関係性と愛

　数年前のこと，私は大学のイベントに参加した．それは「スーパー獣医師」といわれるフィッツパトリック教授（Noel Fitzpatrick）が動物（主に犬と猫）への外科的介入についてインタビューを受けるという企画であった．教授は，自分の「患者」である動物を愛することと，その「患者」の更なる利益のためにはできることはすべてするということを語っていた．当時私は，施設ケアの実践者に対する倫理教育について研究していて，入所高齢者への「よいケア」とはと尋ねた時，ある介護者が，「ただこの方々を愛さなくては」と答えた．

　その答えに居心地の悪さを感じ，ケア対象者を「愛すること」は適切なのかと自問自答したことを覚えている．正式なケア実践では，ケアする者は自分を対象者の友達や家族とみなしてはならないという専門職としての義務の境界が確立されている．ケアする者が対象者への情緒的な関わりを強め，対象者を愛し，客観性を失い，不公平なケアをするといったことがあった時の混乱を想像してみてもわかるように．

とは言え，フィッツパトリック教授の獣医学実践における「患者」への愛に対する情熱とゆるぎない姿勢に，私は興味を持った．そこで彼に，職業生活における愛について共同で論文を書きませんかと尋ねたところ，彼は快く同意し，彼の同僚も共著者に加え，数ヵ月後に Clinical Ethics 誌に，「獣医学及び医療の実践における主要な価値としての愛：人と動物の臨床倫理に向けて」と題する論文を発表した [Gallagher et al., 2018]．フィッツパトリック教授の体験をもとにした引用を使い，我々は次のように論文の口火を切っている．

> 「自分の患者を愛することについてあなたが語る分には何の問題もありません」とその医師は獣医師に言った．「でも，患者にロマンチックな形で関わるような危険なことをしてはいけませんよ」

その論文では，動物と人間へのケアにおいて，様々な形の愛が職業意識を促進したり妨げたりし得ることを論じた．愛にはエロス，アガペー，フィリアおよびストージの4種類がある．ここでそれぞれを要約しておこう．

エロスは官能的な愛のことで，欲望や欠乏によって喚起される甘美で感情的な反応を意味する．古くはプラトンの『饗宴』にエロスに関する哲学的説明がある．この種の愛は，個人生活は別として，職業生活にあっては不適切なものである．コント–スポンビル（Comte-Sponville）はエロスについて以下を述べている．

> （エロスは）最も力強く，最も暴力的であり，（中略）苦悩，失敗，幻想，また幻滅の最大の源である．エロスはその呼び名であり，欠乏がその本質であり，情熱的な愛はその結果である．欠乏は必然的に，苦悩と所有を意味する．あなたを愛している，とは，私に

はあなたが狂おしいほど足りていない，という意味である [Com-te-Sponville, 2001, p. 238].

　職業上の一線を越えることを規制する立場の者がエロスに関わる苦情に接するのは珍しいことではない．そうした苦情は，医師，看護師，その他の職種の側の，患者に対する性的不品行に関するものが通例である．獣医師による「患者」への性的虐待に関する苦情は，数は少ないが全くないわけではない.

　我々の論文で検討した2つ目の愛はアガペーである．これは神学との関連が強く，慈悲心とつながっている．新約聖書では，この愛は世界に対する神の愛と，人が相互に持つべきとされる無条件の愛の両方を意味するとされている．この種の愛は「愛情深い親切心」，あるいは人間以外の動物に向ける無条件の愛をも包含する「普遍的な愛」ととらえることができる．またこの種の愛は，宗教に関係しない状況でも存在しうると考えられる．ケア実践における愛と関係性の持続可能性については，バン・ヘイジスト（Annelies van Heijst）の『専門職としての愛あるケア』が参考になる [van Heijst, 2011].

　専門職としての愛あるケアは，能力と思いやりを持つ者が人や動物と交流するケアの実践である．そうした実践者にとっては，患者個人のニーズに向き合うことが第一の原則であり，必要とあれば組織の手順や決まりを修正する．このようなケアをすることの主な目的は，患者の身体や心の修復をすることではなく，自分はケアされている，ひとりぼっちにされていないとケアの受け手が体験することにある．また，医療に関わるすべての人々（ケアする人とされる人，およびその家族たち）が，唯一無二の尊い存在であると感じることができるということも重要である [同，p. 3].

専門職としての愛あるケアには，個々の患者の尊厳を高める患者中心のケアと，見捨てない，和，尊敬などを含むスローエシックスの価値が詰まっている．愛あるケアは，ケアする者があまり快く思っていない患者に愛を持って接することに役立つ可能性もある．公平な温かいまなざしを向けるという点においても，マードックの考え方が役立つかもしれない．つまりそれは，扱いが難しいと思っている患者に今一度目を向けて，患者をとらえ直すということである．

　3つ目の愛であるフィリアは，友情に最も関係が深い．エロスを「欠乏としての愛」と記したコント−スポンビルは，フィリアを「喜びとしての愛」とし，次のように書いている．

> 　やさしさもフィリアの側面の1つであるが，他の側面もある．それは，体と心の親密さが生みだす共犯関係，忠誠心，ユーモアである．（中略）近しい関係とお互いへの尊敬，支え合って暮らす2つの孤独な存在への気遣いがある．快活で単純な悦び，親しみやすさ，さっぱりしていること，そして安心感もある．目の表情，やさしさのこもった沈黙，2人でいることの強さ，正直さ，そしてもろさがある[Comte-Sponville, 2001, p. 257]．

　よいケアチームにはこの種の愛（身体的な親密さを除く）が存在し，そのような愛は相互の尊敬，仲間意識，また温かみの証（あかし）であるということで我々の意見は一致した．

　4つ目の愛であるストージも，友情や，親がわが子を無条件で愛するといった家族愛と関連する．この種の愛は覚悟のあらわれであり，安楽と安心を相手にもたらそうと努力する．そして，ケア提供者が持つ愛を考えるにはストージという愛が手掛かりとなりうるということで我々の意見は一致した．すなわち，獣医師は人が生活を共にする伴侶としての

ペットなどの動物に抱く愛を理解しそれを重視しているし，人間をケアする者はケアの相手が抱く家族愛の重要性を認識しているのだ．

「愛」は人間のケアと動物のケアを貫く中核的価値であるし，スローエシックスの中心価値である．愛は徳の倫理の視点で最もよくとらえることができる．ケアは，複雑で込み入っている．倫理的な課題が持ち上がりケア提供者が駆り出されることはたくさんあろう．そのような難しい倫理的な課題が，ケアにおける関係性の持続を脅かす可能性がある．

関係性の持続可能性

先述したように，「持続可能性」という言葉は，地球規模の大惨事を防ぐべく行動せよという差し迫った倫理的要請とともに，今やどこでも見られるようになった．だが，ケアにおける関係性の持続が倫理的に非常に重要である，ということに注目する人は本当に少ない．気候変動での議論のように壊滅的というとらえ方もされそうにない．しかし，関係性の持続はスローエシックスの中心要素である．もしそれがなければ，ケア放棄，うわべだけのケア，ネグレクトなどが起こりうる．関係性の持続に思いをはせることで，自分との関係，ケアの受け手とその家族や友人との関係，他のケア提供者との関係，テクノロジーとの関係，さらに地域の他の人々との関係を，我々はどう維持するか，それともだめにしてしまうのかについて深く考えることの大切さに気付くことができる．

人，人以外，また環境との間に倫理的な関係を維持したいと思う時，ケアする者は様々な課題に取り組まなければならない．ケアにおける関係性は数も内容も多岐にわたり，ケアする者とされる者（動物を含む）の間，ケアする者とその受け手の家族や友人との間，ケア組織およびその管理者との関係，またグラハムの物語で見たような，人と人以外の生きものとの関係，これらすべてにおいて倫理的な問題が生じることは避け

られない.

　絶え間ない忙しさ，短期主義，目標主義により，ケアにおける関係性の持続が脅かされている．英国のある病院の理事会で議長が述べているように，「我々は目標を達成しながら大事なことを見失うという危険な状態にある」．スピードばかり求められ，ケアの受け手やその家族の体験に目が十分に届かないルーチンのケアに往々にして続くのは，共感の枯渇や道徳的苦悩である．ケアで手抜きをせざるをえない時，ケアする人はケアの受け手との関係があまりにも表面的だと感じ，最低でもこうすべきだとかこんなふうにしたいと思うような関係性の維持はとてもできないと感じてしまう．多忙がプレッシャーになっている時に，「トイレに連れてってください」とか，「母が困っているようなので来てくれませか」とか，「患者さんを動かしたいので手伝ってほしい，1人ではどうにも無理」などと頼まれれば，ケアする者は倫理的に葛藤するはずである．

　グラハムは，「獣医師を実践していると持続可能性の面で別の意味の深刻なプレッシャーがあるのです」と，次のような場合に起こりうる倫理的葛藤のことを私に教えてくれた．

　　実践にかかる収支バランスを保証するべしという経営上の要請があります．というのも，それができていないと実践が持続できなくなるから．特に山間へき地で事業がつぶれると，その地域の動物は診療を受けられないか，あるいは飼い主はもっと遠くまで診てもらいに行くしかなく，動物のケアが高額になる危険があるのです．結果として，動物の福祉に加えて，農家，馬小屋の厩務員（きゅうむいん），トリマーや動物介護士など，生活の糧を動物に頼っている人の収入に悪影響が及ぶことになるのです．

獣医師の実践が成り立たなくなれば，よい仕事仲間を失い，仕事仲間が収入を失い，また，彼らの所属意識と，よいケアを動物と家族にという価値観の喪失となり，動物医療チームが被る結果は倫理的に深刻なものとなる．こうしたプレッシャーは，人間にケアを行う個人経営のサービス事業にもあるだろう．しかし人と動物では，道徳的立場の考え方に違いがあり，当然，ケアをするということにも違いはある．それでもやはり，ケアをすることの価値は違わない，という一致した見方はできるだろう．キャンベルは次のように述べている[Campbell, 2019].

> 　人間の固有の価値が動物固有の価値に最終的に勝るため，人間の利益が動物の利益に合法的に勝ることがある．（中略）しかし，動物は感覚を持つ存在であり，「5つの自由」（すなわち，空腹と渇きからの自由，痛み，怪我または疾病からの自由，不快感からの自由，恐怖と苦悩からの自由，そして当たり前のふるまいを表現する自由）が尊重されることに関心を持っている．人間は「道徳的主体」としての行動ができるので，こうした動物の利益は道徳的な人間によって尊重されなければならない [同，p. 8].

　人に対してであれ動物に対してであれ，ケアは難しく，また非常にやりがいがある．ケアを倫理的に提供し，時間をかけて様々な関係性を維持していくには，振り返ることと自分自身をケアすることが不可欠であることがわかる．

　自身をケアする方策としては，瞑想，マインドフルネス，運動，睡眠衛生，よい食事など多くあり，提案はさらに増え続けている．ウェルビーイングへの脅威が心理的なものであれば，カウンセリングや他の治療的介入がある．様々な関係性を持続可能なものにするためにサポートを求めているのは，職業としてケアに従事する人だけではない．いうま

でもなく，すべての人々がこれを求めている．猛烈な勢いで進む世界に備え，現実世界，特にメディアで叩かれても強い人間になるための本がいくつか発売されている（例えばKing, 2018；Narain and Narain-Phillips, 2017）．そうした最近の出版物のいくつかは，適切に他者を愛しケアするつもりならば，まずは自分を愛しなさい，という前提に立っている．

　ケアにおける関係性を持続しようとする場合の中間レベル（すなわち組織レベル，第4章を参照）のサポートとしては，組織のリーダーシップと組織風土・組織文化がある．自分は重要なケア業務をしているのにサポートされていない，認められていないと感じる人は不満や幻滅を抱く．優れたケア従事者が離職せず生き生きと働けるようにしたいのなら，スタッフを重んじサポートする倫理的なリーダーシップ[Gallagher and Tschudin, 2010]と組織的な取り組みが不可欠である．いくつかの組織はその戦略として，ケアにおける倫理的課題を話し合う振り返りスペース（例えば臨床倫理委員会や臨床倫理検討グループ）を提供している．また，ケアスタッフが仕事上あるいは患者・家族や同僚等との関係で抱く感情面や心理面の問題を話し合う機会として，シュワルツラウンド（https://www.pointofcarefoundation.org.uk/our-work/schwartz_rounds/）やバリント・グループ^{訳注）}（https://balint.co.uk/about/introduction）を提供している組織もある．

（訳注：バリントグループワークとは，患者中心医療を行うための「バリント方式の医療面接法」を習得し，「治療的自我」（therapeutic self）を高めるための教育方法で，多職種が一堂に会して1つの症例（治療困難な症例）を検討するグループワークである（https://www.compmed.jp/バリントグループワーク/バリントグループワークとは/）

　関係性を持続させようとする際に大きな問題となるのは社会や政治

からの脅威で，それへの対応はもっと大変である．私は英国の新聞に「ケアイズムの問題に取り組もう」という記事を書いた[Gallagher, 2017b]．「ケアイズム(careism)」とは，「人種差別(racism)」や「性差別(sexism)」などをもじり，ケア従事者への差別をあらわす造語である．医療や介護現場のケアのこととなると，新聞やテレビは虐待やスキャンダルなど，悪いニュースばかり報じている．その現状に対して私は，《グローバル社会の中で最も大事な仕事をしているのはケアワーカーである．しかしこの人々の地位が低く，その価値がおとしめられている》と，広く社会の関心を呼びかけたのだった．書くということは，ケアに対する社会の脅威への対応としては限られた影響しかない．ケアの業務や関係性を持続可能なものに変えていくことを政治家に訴えるロビー活動のような，より積極的な政治的活動が必要と思う．

　関係性を持続させようとする際のもう1つの脅威はソーシャルメディアである．ナッフィールド会議のメンバーであった時に私が知ったのは，先天性の難病であるミトコンドリアDNA枯渇症候群を発症したイギリス人男児チャーリー・ガード(Charlie Gard)の一件で見られたような，ケアする側やその受け手の家族に対する悪意あるソーシャルメディアの影響である．インターネット上の挑発的なメッセージやインターネットの悪用などの脅威を考えると，ケアをする者と受ける者が互いに信頼し，ともに意味のある関わり方をしようとして，かえって無口になってしまう可能性がある．ソーシャルメディアをよりよく活用するための戦略も必要である．ソーシャルメディアのよい影響と悪い影響の両方を知るためには，まずは学校等での教育的取組みを始めることが必要だろう．人々がケアに同意できない時，きちんと交渉できる力を育くむようにする戦略を考えることも必要である(例えば生命倫理に関するナッフィールド会議2019年報告)．

　「Z世代」と呼ばれる若者を対象に，ケアとケアに関わる職業に対する

意識を調査したプロジェクトでは，彼らは，自分の家族や友人，地球環境に対してだけでなく，動物に対しても気にかけていることが明らかになっている[Gallagher, 2019b]．1ヵ所に集まって座談会の形で話し合うフォーカスグループインタビューを行なったところ，彼らは自分をケアすることの重要性も語った．ある若者はこう言っている．

> 自分を大切にするなどの自分自身のケアは本当に大事だけれど，自分を他の人と比べたり(中略)他人が自分のことをどう思っているかを気にしたりするのはよくない(学校番号A3)．

　自分を大切にする上での倫理的な関心と他者を大事にするための倫理的な関心との間でバランスを取ろうとする時，非常に大きな問いが浮かび上がる．それは，ケア環境でケアの責任を果たすために，我々は何をする準備ができていて，何を犠牲にするつもりなのか，ということである．

スローエシックスとケアのエコロジー

　「エコロジー(生態学)」は，「植物，動物，人間と，それぞれの生息環境との関係およびそれらの関係のバランスを研究する学問分野」と定義されている (https://www.collinsdictionary.com/dictionary/english/ecology)．

　ケアのエコロジーについて考えるとよくわかるのは，他の人々や動物，また我々が住む世界の，驚きに満ちた文化や環境と意味のある関係を持ち，またそれを愛することを我々は学んでいる，という複雑さと有難さである．

　上の定義にある「バランス」という考えも，危機的状況や深刻な惨事に

関する議論や，二者択一的な意見，あるいは非難か賞賛かに偏った性急な議論に対して注意して臨む上で大いに役立つと考えている．けれども，ケアのエコロジーを真剣に考えるには，注意深く耳を傾け，ゆっくりと判断し，ケアの苦境を1人ひとり尋ね，評価と感謝をし，過去の経験から学ぶ必要がある．

医学における「ケアのエコロジー」を検討して，パースハウス（Didi Pershouse）は次のように述べている．

> 生態医学は，成長，衰退，変化，再生という循環を，全生態システムの健康とバランスにとって自然で不可欠なものとして尊重し，容認している．生態医学は，不毛ではなく肥沃な環境において本領を発揮する．そのためには，誠実で心が広く，バランスの取れた関係性の促進が大事である．また，健全な地域社会は，レジリエンスのためにアイデアや人員，戦略を相互に交換し交流し合う関係を通して構築されるという認識も大切である[Pershouse, 2016, p. 295]．

ケアのエコロジーも同様に，個人，関係性，組織，そしてより広い文化的社会的環境や政治的環境から成り立っている．また，ケアのエコロジーは，ケアすることの価値と徳があってこそである．本書で詳述している「感受性」「連帯」「スペース（および時間）」「持続可能性」「学問」そして「物語」というスローエシックスの要素によって，ケアのエコロジーは高められ，倫理的なものになると考えられる．

グラハムの物語と彼が取り組んだ倫理的な課題に戻ると，彼はエドワーズ氏に，家族の一員である飼い犬のベラを安楽死させるべきだと説得することができた．ベラの死がエドワーズ氏にとってもう1つ別の大きな喪失になるだろうと知った上でのことである．エドワーズ氏はそれ

に耐えられるだろうか？　この時何をして，なぜそうしたのかを，私はグラハムに尋ねた．以下が彼の答えである．

　明らかにこの時，エドワーズ氏は自分でベラの世話ができる状態になく，ベラの健康状態も目に見えて悪化していたので，しばらく話した後で，私と彼はベラを安楽死させることで合意しました．日が暮れるまでのしばらくの間を，ベラの最期までの時間として待つ提案をしたのですが，エドワーズ氏にとっては，避けて通れないことが先延ばしになっているだけにしか思えなかったようです．エドワーズ氏は，戦うことをあきらめているようでした．

　エドワーズ氏は部屋を離れました．私は規定量を超える麻酔薬をベラに注入しました．ベラは抵抗せず，やがて静かに息を引き取りました．

　ベラの呼吸が止まった時，私はエドワーズ氏に手短に慰めの言葉をかけ，彼の依頼にしたがって，火葬するためにベラを引き取りました．

　エドワーズ氏に日々の生活を思い出させてくれる，そして妻と過ごした人生を思い出させてくれる最後の砦であったベラ，その命を最後に自分が手を下して終わらせたことに，私の心は千々に乱れました．飼い犬は言うに及ばず，自分のことも世話できないほどにエドワーズ氏が弱っていることは誰の目にも明らかで，彼が負のらせん階段をどんどん降りていくのではないかと，それが私には心配でした．私は，安楽死させた動物の飼い主に必ずお悔やみの手紙を出すようにしていて，エドワーズ氏にも同じようにお悔やみの手紙を送りました．しかし，彼は私からそれ以上に何か連絡をもらいたいとは思わないだろうと思いました．そこで，職場に帰る道すがら，地元の開業医に連絡しようと決めました．その医師はその町でた

だ1人の医師であり，エドワーズ氏一家の家族医であるはずと考え
たからです．私は医師に，エドワーズ氏の飼い犬に起こったことを
伝えました．そして，エドワーズ夫人の死去に伴う医師のフォロー
アップの一環としてであれば，エドワーズ氏が医師の訪問を受け
入れてくれるであろうということで2人の意見が一致しました．
それ以降，私はエドワーズ氏のことでその医師と連絡を取っていな
いので，医師が彼のもとを訪問したかどうかはわかりません．しか
し，数ヵ月たって，町でエドワーズ氏を見かけた時はうれしかった
です．

　数年たった今でも，このことは時折私の頭をよぎり，その場面を
思い出すけれど，あの当時のエドワーズ氏の立場を考えて自分がベ
ラを安楽死させたことが正しかったとは，今でも自信を持って言え
ません．(中略)しかし，ベラの立場で考えれば，あれは健全な決定
であったと自分で自分を納得させています．もしエドワーズ氏が安
楽死の提案を拒み続けていたなら，「ソフィーの選択」^{訳注}的な私の
古臭い考え方は違ったものになっていたでしょうか．それは，私に
はわかりません．(中略)しかし，しばらくのちに彼が外出している
のを目にして，私はうれしく思っています．ひょっとしたら，人の
たくましさ，回復力は，絶望のどん底に突き落とされた時や大切な
ものをなくした時に，一番強く発揮されるものなのかもしれませ
ん．そして，そういうものであることを私は願ってやみません．

(**訳注**：実話は以下のとおり.「第二次世界大戦時のヨーロッパで，ソフィー
という母親が幼い息子と娘をつれてアウシュビッツ強制収容所に到着した
際，ナチスの親衛隊軍医に2人の子供のうちどちらか1人だけ助けてやる
と迫られた．選ばなければ2人とも助からない状況で彼女は結果的に娘を
差し出した」．この実話をもとにしたウィリアム・スタイロンの小説『ソ
フィーの選択』(1979)は，ピュリッツァー賞を受賞．同名の映画もある)

グラハムの物語は，非常に難しいケアの状況を描いている．彼のケアが示すのは，倫理的感受性の鋭さ，エドワーズ氏の物語への深い理解，そして，一番大切な患者であるベラに正しいことをしなければならないという専門職としての強い覚悟である．グラハムは軽い気持ちで意思決定したのではなく，倫理的な不確かさを経験していた．彼は自分の意思決定がもたらす結果を深刻に受け止めており，エドワーズ氏の家族医に注意喚起することでエドワーズ氏が見捨てられるようなことにならないよう，できる限りのことを行なっていた．グラハムの物語に接すると，ケア関係には時間的な限りがありうるということにも思い至る．お悔やみの手紙を送ることはできたとしても，獣医師としてそれ以上直接に関わることはできない．エドワーズ氏とベラの件が終わった後の彼らに対するグラハムの心配と振り返りには，自分がケアした患者に対する思いやりと共感という徳があり，そしておそらく，彼の「患者」とその家族への愛と呼べるような徳もあったようである．実際にどの徳が該当したのかをグラハムに直接尋ねはしなかったが，グラハムの答えがどうであるかに関わらず，はっきりしていることは，よいケアは苦を伴う，自分をケアすることを忘れてはいけない，ということである．

❦　おわりに　❦

　本章は，スローエシックスの4つ目の要素である持続可能性を焦点とした．持続可能性に関しては，環境関連の問題に文献や議論が集中している．この問題は非常に重要であり，今以上の悪化を防ぎ，他の人々，他の生物，環境そして我々自身の繁栄を促進すべく，全世界の人々が共に行動する必要がある．ジャクソン教授が述べるように，消費を減らしてよく生きること，「少ないモノで，もっと楽しむこと」ができるような行動，よりよい明日への希望，そしてケアのアートへの希望を実現でき

るような行動が求められているのである.

　本章は,ケアのエコロジーと,ケアの場面で作られるいくつもの関係性を持続させることの可能性に焦点を当てた.そうしたエコロジーを維持するには,バランス感覚,二者択一的な反応を取らないセンス,そして,複雑さと不確かさに意味を見出す取り組みが求められる.それが,パースハウスが提唱している,より一層の「平衡感覚を備えた関係」を作っていくことにつながる.そこには,正直さと率直さがある.獣医師グラハムの物語から照らし出されたのは,人と人以外の患者の求めることをバランスよく満たすという倫理的感受性の難しさと,同時に,人として味わうことのできる報いである.この物語はさらに,関係性を持続していく上での振り返りと謙虚さの大切さも示している.

　ケアは,我々の地域社会やグローバル社会の維持に決定的に重要である.ミクロ,中間,マクロレベルの挑戦課題を前に,ケアが今ほど重要性を増している時代はない.愛のあるケアだけでは,身近な人や遠くの人,他の生物,環境や自分自身に対するケアを長期的に維持することはできないかもしれない.しかし,よい出発点はそこにある.愛すること,愛そうと努力すること,公正で愛あるまなざしを向けることは,これらの重要な関係性を長く維持することに大きな役割を果たすであろう.

6

学問（スカラシップ）
困難に耐え人間性を取り戻すこと

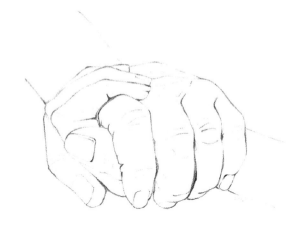

よい頭と優れた心とは，いつでも格別な組み合わせだ．だが，その組み合わせによる知識に，それをうまく表現できる声とペンを加えれば，あなたには特別な力が備わることになる．

—マンデラ（Nelson Mandela）

はじめに

　ケアがアートとして本領を発揮するとは倫理的にはどういうことなのだろうか．ケアする側が，患者のニーズはこれだと思うことと，患者本人が望むこととが食い違うことはしばしばある．そのような時，ケアする人は道徳的な苦悩を抱くかもしれない．何が正しいのかはわかっているがそれは到底できるはずがないと思うのだから．ケアする人の中には，謙虚さと，辛抱強いレジリエンスを示すことが自分たちに求められていることだと心に決めている人もいるだろう．あるいは，公平な温かい眼で関心を向ければ，相手の人間性を取り戻すことができると学んだケア提供者もいるかもしれない．

　倫理におけるスカラシップ，すなわち学問は，倫理の知識や徳を支えているもので，範囲は広くまた深い．倫理には，道徳的な生活はこうあるべきだという哲学的な選択肢を示す規範的（または哲学的）な倫理と，人々の道徳的な生活の現実を，質的あるいは量的に様々な方法で記述する非規範的（または記述的あるいは実証的）な倫理がある．ケアに絡むスキャンダルや倫理的な問題を，急いで，表面的に，あるいはそれまでの知識を忘れたかのように顧みずに，処理してしまう例は非常に多い．そのような忘れっぽさを持つ我々にとっては，スカラシップに改めて注目することが大切である．スカラシップは，ケアに関する困難状況を描く物語にまなざしを向け，問題の解明を助けてくれる．そしてスカラシップを通して，私たちは立ち止まり，振り返り，道徳的な成長を真剣に考えることができるようになる．

　そのような物語が，私がサンフランシスコの有名な病院を訪ねた時に話してもらった「サンディ」の物語である．患者 サンディの病状は複雑で，ケアが困難な状況を患者自身が作り出しており，ケアを担う人たちはその患者を見捨てることになるかもしれない．物語は，そのような状

況に向き合う時スカラシップがいかに大切か，ということに光を当てる．スローエシックスの5番目の要素がスカラシップである．

❀　物　語　❀

　サンフランシスコの有名な病院で，ケアを拒否している1人の患者について臨床倫理委員会が開かれていた．患者はサンディ(仮名)といい，複雑なニーズがあった．全身の皮膚に水疱や褥そうができていて出血もしていた．看護師の委員は，「見るに堪えないほど痛ましかった．臭いはもっとひどかった」と言った．委員の倫理学者たちは次のように続けた．

　　患者は便や血液にまみれ，看護師のケアを一切拒んでいた．看護師たちは，自分たちはよい看護師でありたい，よい看護師は患者をそんな状態にはしない，と道徳的な苦悩を抱いていた．(中略)たくさん話し合った(中略)ほとんどの人が感じていたのは，「患者にまともな神経があればこんな状態で平気でいられるはずはないのだから，患者は判断能力があるとはいえないのではないか?」というものだった．それでも，それが患者が判断したことなのだからと，看護師たちはその判断を尊重していた．しかし一方で，患者にそうした判断をさせていること自体，自分たちは患者を虐待しているのではないか，という見方もあった．

　看護師の1人はこう言った．

　　意思決定能力のある人は同意や拒否の権利を持っています．これは極めて明白で，医学的行為に関してはそれでよしとなっていま

す．でも看護ケアはそれではすまないのです．なぜなら，もしある人が入浴やその他のことを拒否したりすると，本人だけでなく，他の患者や同じ環境にいる他の人々の健康や生活に波及するからです．看護ケアは医学的行為のように一筋縄ではいかないのです．

倫理委員会の後，看護師長はスタッフに，サンディに関わり続けるようにと，次の指示をした．

マスクはしないこと．理屈はよして困難を受け入れるしかありません．顔を見せ，口で呼吸しなさい．

看護師たちは確信した．自分たちの行動は，

「サンディの人間性を取り戻した．これこそ，サンディが私たちから得たもの，リスペクトなのです」と．

看護師たちの努力は続き，やがてサンディは，疼痛のコントロールと「不安のコントロール」を受け入れるようになっていったのだった．

❊ ラグナホンダ ❊

ラグナホンダはサンフランシスコにある，特殊なケアを提供する病院である．スイートは，著書『神のホテル』でこの病院を描いている[Sweet, 2012]．「ラグナホンダ」は「深いラグーン」を意味する．「ラグーン」とは「砂州やサンゴ礁により外海から隔てられた静かな浅い水域」のことである．この言葉は，モノと人にあふれる米国の大都会の中で静かなオアシスのようなケアを提供するこの病院を素敵にたとえてい

るようである．今の場所にケア施設ができたのは1866年である．当時現地はゴールドラッシュに沸いていて，金を求めてやってくる開拓者にケアを提供するセンターとしてスタートした（http://lagunahonda.org/OurHistory）．1963年に病院として登録され，米国では最後の高齢者貧窮院とされている．ベッド数はほぼ800で，ぎりぎりの生活を強いられている人や複雑なケアニーズを持つ人にケアを提供している．

　スイートは上記の著書で，現代のケア環境へと変貌していくラグナホンダが，臨床，倫理，建築，および政策面で体験した課題を物語として詳しく描いている．第1章で紹介したが，スイートはラグナホンダでの実践を「スロー」という言葉で記している．その例が，タム氏という患者が受けたケアの物語に綴られている．

　　静観する時間 ―それはタム氏の家族や友人がやってきて，彼のことを事細かに私に話してくれる時間，タム氏の症状がよくなったり悪くなったり，あるいは小康状態を保つ時間，うつやアルツハイマー病，パーキンソン病を抑えるための治療がなされる時間である．要するに，それぞれが役目を果たすためのスローな医療のための時間なのである[同，p. 339]．

　サンディの物語は，当時のラグナホンダでは珍しいものではない．他の患者も同様なのだが，サンディが決めたことは他の人たちに大きな影響を与えた．影響を受けたのは彼女の家族，看護師，ケアチームの他職種，そして他の患者たちである．

　サンディの担当看護師たちは葛藤していた．ケアを押し付けないという形で患者の望む状態を維持していたが，その一方で，ケアをする責任が果たせていないと思っていた．道徳的な苦悩と専門職としての無力感を抱かせる挫折であった．看護師たちは勤務する病棟で緩和ケアの哲

学と実践についてきちんと考え，責任を持っていた．「安楽のためのケア」というものは時として「何もしない」ことであると誤解されるが，看護師たちは「安楽のためのケア」の重要性を述べていた．彼らは，家族に決定をさせないのは「罪悪感を取り除く」ためであるという考えに立っていた．行なっているケア実践の要点を説明する際に，ある看護師はこう語っていた．

　私たちが提供しているケアはよそとはレベルが違うのです．必ずしも，立たせたりバイタルチェックをしたり，そういうことが中心ではないのです．ここで私たちがやっていることは，ちょっと違うのです．(中略)私たちは患者の症状を管理します．患者を，単なる数としてではなく，全体的な人間として見ています．つまり，患者は何が好きなのか，ということです．例えば「あなたは糖尿病患者です．だからアイスクリームは食べられません」ではなく，「アイスクリームが食べたいんですね．ハイどうぞ，アイスクリームですよ」ということです．その後に何が起こっても，私たちが面倒を見ます．

別の看護師はこう言っている．

　でも，ここで痛い思いをしている人がいるのは私たちには耐えられません，本当に(中略)この病棟で誰かが亡くなっても，私たちはそれほど悲しんだりはしませんけれど，痛いとか苦しいという人がいると，本当に悲しい気持ちになるのです．(中略)ですから，もし「痛みがコントロールできていない」とか「気持ちがふさいでいるのに何の手当てもされていない」という人がいたならば，先生(医師)は必死にその核心に迫ろうとするでしょう．

困難を受け入れること

　上述のように，サンディへのケアに携わっているチームに対して，師長は次の指示をした．

> 　マスクはしないこと．理屈はよして困難を受け入れるしかありません．顔を見せ，口で呼吸しなさい．

　「困難を受け入れる」(sucking it up)という表現は，他にmanning upとか，インターネットで見つけた面白い表現としてcowboying it upなどというものもあるが，こうした表現が示唆する意味は，不快な状況に耐えよ，そしてバタバタ騒ぐな，というものである．「困難を受け入れる(sucking it up)」という表現は第二次世界大戦にまでその歴史をさかのぼる．戦闘機のパイロットは，飛行中に嘔吐した場合，酸素吸入マスクから酸性のガスを吸い込むと死に至ることがあると教育されていた．酸素を供給する管が吐瀉物で詰まってしまうのを回避するために自分の吐瀉物を吸い上げて飲み込むのは，気道を確保するためであった(https://en.wiktionary.org/wiki/Talk:suck_it_up)．

　「困難を受け入れなさい」という指示により，人は困難に耐え，落ち着いて生き残るためになすべきことをするか，あるいはおそらく，自らの義務を果たし，よきケア従事者になる．

　「困難を受け入れなさい」という指示に加えて，マスクを着用しないこと，看護師が顔を見せることというように，師長の指示は具体的であった．「口呼吸をしなさい」という指示が意味するところは，悪臭が及ぼす看護師自身の身体的苦痛に対する配慮であった．嗅覚は多くの身体機能を健全に機能させる上で欠かせないものであるが，サンディがケアを拒否することで発生しているものすごい悪臭には耐えられない．師長は指

示の中で，看護師たちが口呼吸を使って悪臭から身を守るよう示唆したのである．師長は，多くのことが問題になっていると感じ取ったのである．看護師たちは，師長の指示に従ったケアや関わりが，

> サンディの人間性を取り戻した．それこそが患者へのリスペクトだ．

と理解した．

　サンディの物語は，ラグナホンダで看護師たちと倫理学者が持った話し合いの中のいくつかの困難事例の１つに過ぎない．この現場の看護師たちはとても印象的であった．彼らは想像しうる限り最も複雑なケースに向き合っていて，それでもなお，私が出会った中でこの上なくユーモアにあふれ，前向きなケア専門職であった．彼らは終末期ケアをめぐる矛盾と終末期の人々をケアすることのすばらしさの両方に深い洞察を持っており，実践では現実的で，また恐れることがなかった．彼らの物語の焦点は患者にあった．しかし中には，患者の家族からの信頼が薄いことや，自分たちの大事な家族をケアチームが差別しているのではないかと恐れる家族もいると話す人もいた．緩和ケアの哲学と実践への理解に欠ける家族がいることを，ケアチームは残念がっていた．

学問（スカラシップ）と 「知識を得た舌とペン」

　スローエシックスの６つの中心的要素の１つは学問，すなわち「スカラシップ」である．スカラシップは，学問を指すとともに学問から生み出される「知」も意味する．さらにこの言葉には，奨学金，学問する者の質，学術活動やその成果，また，特定の研究分野の知識体系という意味

もある.

　本書の目的では，上記の「奨学金」を除くすべての意味に着目する．スローエシックスにおけるスカラシップは，目先に囚われずに長い目で深く状況を見る立場を取る．また過去の知に立ち返る．さらに，難しいケア状況を見抜き，前に進むための道徳的な道筋を示す力を秘めた学問的な洞察をケアに活かそうとする．第1章で触れたように，ケアの責任者が大急ぎで，ちょっと魅力的と思える即効性のありそうな解決策にとびつくような時，過去や現在の学問知を見過ごしたり忘れたりすることが非常に多い．そうした解決策というものは，例えば尊厳とか思いやりなどの，ある1つの価値だけを考えたり[Gallagher, 2013]，「6Cs」といわれる6つの価値の枠組みを用いたり，疑わしいエビデンスをもとに低コストで労働集約型の求人活動をするというような形を取ったりする．もし，患者と家族の苦しみの緩和がケアの目的であるならば，急いで問題を解決しようとすることは理解できる．しかし，急ごしらえの解決策には，中身がなく，継続的に振り返ることもなく，またスカラシップを欠いていることがあまりにも多い．

　では，スカラシップがスローエシックスの中心的な要素であるとはどういうことなのだろうか．ケアする人が安心して働くためにスカラシップはどんなことができるのか．この章のはじめに示した引用でいえば，こういう問いかけもできそうである．「倫理の知識があるとはどういう意味なのか」．そして，それがなぜ大切といえるのか．

　「scholar」という言葉は「学校（school）」という言葉につながっており，「安心して生きる人」を意味するギリシャ語のscholastesから派生している（https://www.etymonline.com/word/scholar）．スカラシップの価値を詳しく見ていこうとする上で，この語源的意味は喜ばしい到着点である．なぜなら，スカラシップ，すなわち学術活動が，「安心して」生きていくことに貢献していることを意味するからである．

倫理の学問には主な分野が2つある．1つは規範的（または規定的）な倫理であり，もう1つは規範的でない（記述的な）倫理である．規範的倫理は，正しい生活を送る上で「どう行動するべきか」「どんな人間であるべきか」ということを検討する．正しい行動をすることやよい人であることに，どのアプローチや理論が案内役をしてくれるのだろうか．ケアのよい担い手になるために，また，おそらくケアのよい受け手となるために，何が求められるのか．例えば，原理原則を列挙したリストを用いるべきなのか．または，義務と権利のリストを使うべきか．それとも，性格の善し悪しや，徳に焦点を当てるべきなのであろうか．

規範的倫理

　我々はどう生きるべきか，倫理的なケアはどう行なうべきかという問いを持った時，導いてくれるのが「価値」と，倫理の理論やアプローチである．今，それらの数は増えている．文化が違えば価値や理論も異なるかもしれず，大事なことは，それら異なる価値や理論がどんなもので，またそれがケアの実践にどう関係するのかを理解することである．例えば日本では，第2章で取り上げたように「和」の価値に重要な役割がある．中国では，「親孝行」という価値が，特に高齢者に対するケアのあり方に大きく関係している[Dong et al., 2014]．アフリカでは「ウブントゥ（Ubuntu）訳注）」の価値が中心となる[Ncube, 2010]．欧米諸国では，「自律尊重原則」が他の倫理的配慮の上位に立つことがしばしば起こる．
（**訳注**：個人はその集団の文脈の中だけで存在する．つまり，「自分は人をとおして人となる」という原則（AJ Davisほか編，小西恵美子監訳：看護倫理を教える・学ぶ―倫理教育の視点と方法，日本看護協会出版会，p. 74, 2008））

　理論と概念があるから，我々はケアにおける倫理を考えまた語る言葉と手段を持つことができる．それはつまり，「倫理について知識がある」

という意味である．しかし，そのような知識があることで「心穏やかに」暮らせることが約束されるわけではなく，また，倫理的な対応のための正確な処方箋を得るための算段が可能になるわけでもない．そうではなくて，倫理の知識は，きちんと意見を述べ，よりよい意思疎通のできる手段を与え，倫理とケアのアートについて色々な考え方をさせてくれるものでなければいけないのである．

米国と英国で最もよく知られて頻繁に用いられる価値の枠組みの1つが医療における「4つの倫理原則のアプローチ」である[Beachamp and Childress, 2019；Gillon, 1986]．その4原則とは，自律尊重，善行，無害，そして正義・公平である．

「autonomy（自律）」という語はギリシャ語のautos（自）とnomos（律）からきており，「自治」または「自主政治」を意味する．自律尊重の原則に従えば，ケア提供者はケアの受け手に情報を伝え，受け手自身の判断能力を尊重しなくてはならない．

善行の原則はよいことをしなさいという意味で，この原則に従えば，ケア提供者の活動はケアの受け手の利益になるものでなくてはいけない．

一方，無害の原則はケア提供者が他者に害を及ぼしてはいけないと規定する．これは，「第一に，そして何にもまして，害を及ぼしてはならぬ」という古代以来の医の倫理の根本的な規定である．

正義・公平の原則は，ケア提供者は物や資源の分配において公平であること，そして非倫理的な差別をしてはいけないと規定している．

上述のサンディへのケアの物語を例にとると，この「4つの倫理原則」のアプローチをケアの場面に適用することには多くの重要な倫理的問題があることが明確になる．自律尊重の原則は，サンディが十分な情報を与えられ彼女に判断能力がある限り，ケアを受けないという彼女の意思決定を尊重せよと，ケア提供者に命じている．そして，利益（善行の原則）と害（無害の原則）を秤にかけるということは，サンディだけでなく

その病棟の看護師と他の患者にまで，倫理的に考える範囲を広げることである．

　サンディは，ケアを受けないと自分で決めていることで彼女自身が害を受けている．皮膚の状態は日々悪化し，健康状態は低下していきそうである．看護師たちも，サンディのケア拒否に耐え，「理屈抜きでその状況を受け入れなければならない」ことで，害を受けていると考えられる．それに，看護師たちは道徳的苦悩（詳細は後述）を体験していることも物語から読み取れる．他の患者も，もし臭いがちゃんと管理されなければ，サンディから発せられる悪臭で苦しんでいるかもしれない．サンディだけに長時間かけて関わっていれば，看護師のケア業務も悪影響を受ける可能性がある．これは，資源の公平な分配と差別をしない公平な実践を規定する４つ目の「正義・公平の原則」につながっていく．サンディの物語をよく考えていくと，資源が限られている場合には，ケアを拒否する人に優先的に関わるべきではないという結論になるかもしれない．

　看護師たちは，自律尊重の原則に従えばサンディがケアを拒むことを尊重しなければならないし，善行，無害，正義・公平の原則に従えば倫理的に問題のあるケアをしなければならないことなる．サンディの物語でわかるように，倫理原則のアプローチは，なすべき行動の規範となる原則を複数規定し，その複数の原則が，ケアの現場に深刻な葛藤を引き起こすことがある．だが，そのような行動規範を示すことだけが規範的な倫理ではないのだ．

　規範的倫理の中でスローエシックスに最も適したアプローチは，第1章で述べたように，ケアする「その人」のあり方を主眼とする徳の倫理である．その主眼は，なすべき行動の原則を提示することではない．徳の倫理はケアの倫理につながる倫理理論であり，「向上心の倫理」であると考える意見もある．つまりこれは，人間は間違いを起こす欠点だらけの

存在であり，我々が示す倫理的で知的な質や傾向というのは改善の余地があるという考えをあらわしている．例えば，私たちは自分が親切で勇気があり，公平であると思っているかもしれないが，ケアの経験をしてみれば，いつでもどんな時でもそれらの徳のすべてを備えているわけではなく，我々にはそうした徳のほんの一部しかないということがわかるだろう[Goldie, 2000]．

　ラグナホンダの看護師の1人が，臨地実習の看護学生たちに話していることを詳しく語ってくれた．彼は学生にこう伝えているという．

　　　看護師として成功するには次の3つのことが必要です．自分で自分を見つめること，謙虚であること，そして，レジリエンス，つまりへこたれないこと．自分を見つめて自分が持つ偏った見方に気付かないといけません．自分の能力がどれほどか自覚し，限界に気付いたならば助けを求める，そういう謙虚さが必要です．それと，自分が間違っていることを認める謙虚さ，自分が正しいと思ってもその考えを無理やり押し通そうとしないという謙虚さも必要です．そして，へこたれないこと．つまらないことは起こりうるし何事も常にうまくいくわけではないのだからレジリエンスが必要になるのです．そして，自分を見つめ，なぜ今自分がこんな気持ちになっているのかというはじめの問いに戻るのです．

　この3つの行動の提案は「徳」のことを指しているといえる．すなわち前向きさである．自覚と振り返りは，ケアにおける道徳的な営みの重要な要素である．もしそれらが欠けていれば，ケア提供が倫理的なものになることはほぼ期待できない．同様に，心身のレジリエンスもケアでは重要である．ただしレジリエンスはケアを非倫理的な方向に導く可能性もある．例えば，資源をどんどん切り詰めながら，スタッフにへこたれ

ずにどんどん働けと命じる管理者を想像してほしい．スタッフに対して過酷な状況やストレスに耐えて働けと命じる管理者のふるまいは倫理的ということはできない．では，物語の中の師長が出した「理屈抜きで耐えなさい」という指示は非倫理的な忍耐を要求しているのだろうか？これは度を越した要求なのだろうか？またこれは，第7章で取り上げる「義務の範囲を超えた行動」ということになるのだろうか？

　道徳的レジリエンスは，広い倫理的価値のもとに，ケアの受け手，家族，そして地域の繁栄を念頭においたレジリエンス（立ち直る力）なのである．「道徳的レジリエンス」の概念は，以下のように考えられている[Sala Defilippis et al., 2019]．

> 　（道徳的レジリエンスとは）自身の信念を曲げることなく妥協を率直に受け入れることができる性格特性と考えるべきである[同, p. 5]．

　道徳的レジリエンスは，弱腰（不足）と強引（過剰）という2つの悪徳の間の徳であるとされている[同，p. 5]．ということは，道徳的レジリエンスはケアする者の必要条件である．すなわち，以下の論考のように，自律的な患者の望みを尊重する過程では，ケアする者には忍耐が必要なのである．

> 　純粋に自律尊重の考えに立てば，たとえケア専門職が精神的な苦しみや無力感，道徳的苦悩を感じても，それは当人がどうにかすべきことである．なぜなら，患者の望みを尊重することは，ケア専門職の最も重要な義務だからだ．

　要するに，理屈はよして忍耐強くケアし続けなさい．

✣　謙　虚　✣

　ラグナホンダの看護師は「謙虚」という徳を述べていた．謙虚はケアのアートの中心をなすものであり，徳とケアの理論家たちの注目を集めている（例えば『謙虚』[Wright, 2019]）．コント–スポンビルは，謙虚を「謙虚という徳そのものに疑いの目を向ける」徳であると定義している[Comte-Sponville, 2001]．つまり，自分の謙虚さを自慢にすれば，その人には謙虚さに欠けるということである．

　そのコント–スポンビルによれば，謙虚は，「すべての徳には限界があるということと，自分にも限界があることを非常に強く自覚していること」を意味している[同，p. 140]．

　上述の書『謙虚』において，ウィーレンベルク（Erik Wielenberg）は，「人類共通の限界」として，無力さ，誤りやすさ，および道徳的もろさの3つを挙げている[Wielenberg, 2019]．まず，「無力さ」に関してはこう書いている．

> 　謙虚な人は，自分の無力さを自覚しているので自分の能力や結果を見せびらかしたりはしない．（中略）そして社会の調和を乱すような感情には気を付けている[同，p. 44]．

　ウィーレンベルクは儒教を引き合いに社会的な和の意味と役割を説明している（「和」の考察は第2章を参照）．その中で彼は，儒教は親や祖先への感謝と尊敬を重視するが，それは無力さには役割があることを認めているからではないか，と考察している[同，p. 45]．謙虚と関連した「無力さ」の意味は，その考察でよりわかりやすくなるように思われる．

　「無力である」ことは，その苦境があるかないかという状態をあらわしていて連続性はないようであるが，他の概念には連続性を持つものがあ

る．例えば「脆弱性」には，普通の傷つきやすさから，普通を超えた非常に深刻な脆弱性に至る連続性があるようである[Sellman, 2005]．ガストマンは，ケアの倫理に関する論考で，人はそれぞれ，心や体，あるいは社会的な脆弱さの中で生きる体験を持っていると述べ，尊厳を高めるケアの要素に脆弱性を位置付けている[Gastmans, 2013]．

　ウィーレンベルクが挙げている2つ目の人類共通の限界は「誤りやすさ」である．つまり，我々人間は無知で誤りを犯しやすいということである．我々は「どうしようもないくらい失敗をする存在」であると彼は述べた上で，次のように我々自身のありようを認めている．

> 謙虚な人は自分が過ちを犯すかもしれないと自覚しているので，自分が誤解される可能性を十分ありうることととらえ，他者の意見に対して心を開く傾向がある[Wielenberg, 2019, p. 45]．

　人類共通の限界の3番目「道徳的もろさ」とは，我々は道徳的に不完全だという意味である．不完全であるが故に，我々はよりよい存在になろうとし，自己満足を避けようとし続けるのである．道徳的もろさを自覚することで，間違った行ないをしないように気を配ることができる．その結果，脆弱性や不完全さを過大に評価することも少なくなる．社会心理学は，我々が非倫理的な状況に遭遇した時に自分の道徳的な性格を過大評価しないよう戒めており[Zimbardo, 2007]，その考えから学ぶことができるとウィーレンベルクは述べている．ウィーレンベルクは社会心理学の洞察に基づき，自分自身の道徳的もろさを自覚すれば，相手を許す気持ちが促進され，自己中心的な考えを抑えることができるようになると，次のように述べている．

> 自分も同じような罪を犯したことがあると思いだしたり，犯す可

能性があると思い描いたりすることができる人ほど行ないの悪い人に対してより寛大な態度を示す．（中略）「犯罪者と自分との類似点を理解すること」は謙虚さの涵養に役立つ．また謙虚さがあれば，加害者を被害者から遠ざけるような独善的な判断が抑えられる．（中略）真に謙虚な人は，自分が人間という種族の一員で，その種族が無力で失敗もするし不完全であるとわかっているので，「比較的自己中心的ではない」または「自分のことは二の次」という態度を持つのであろう [同，pp. 46-47]．

　ウィーレンベルクによる人類共通の限界の分析を，謙虚との関連で読むと，ワーノックによる合理性と同情の有限性を思い出す．ワーノックはこの2つを「人間の苦況」（第3章）と記述している．また，その分析は我々の気付きを広げ，道徳的に生きるには，時間をかけて深くアプローチすることが必要だということに気付かせ，学問，すなわちスカラシップの重要性へと関心を向かわせる．道徳的な向上を目指す我々の旅に求められている大事なことは，正直な自己評価と，自分が言うこととなすことの「差」，実践していることと教えていることの「差に気を付ける」こと，言ったことは実行することである．

❀ 見捨てないこと ❀

　スローエシックスのもう1つの中心価値で，サンディの物語のような倫理的な課題を見るレンズを提供してくれるのが，「見捨てないこと」という価値である．マーティンソン（Elin Hakonsen Martinson）は以下のように述べている [Olthuis et al., 2014]．

　　ケアの倫理で最も気になることは，ケアの欠けている関係性が引

> き起こす害である．他者とどのように向き合い，その他者をどのように世話するかということは倫理的な重要性を持つ．なぜなら，ケアを行なわないことがその他者に害を及ぼす可能性があるからだ．結果として，ケアの倫理では，干渉によって起こる危険よりも，見捨てることによる危険をより心配するのである(中略)そして，「ケアを必要としている人から目をそらしてはいけない」という指示の中で，ケアの倫理が考慮されるのである[同，p. 122]．

　倫理の主要な学術領域の1つである規範倫理は，物語の中の師長が，「理屈抜きに耐えて」ケアをし続けなさい，という指示を出したことに対して倫理的な根拠を与える．そしてここまで見てきた，「レジリエンス」「謙虚」および「見捨てない」の3つの徳は，この場合に役立つ倫理的な価値である．

　しかしそれでも，サンディの自律が尊重され，また彼女を取り巻くケア環境も害を免れるようにするにはどうしたらよいか，という問題がはっきりと解決されるわけではない．

　サンディのような状況に対応する上で助けとなる考えが，Nursing Ethics 誌 2006 年の論文に示されている [Dudzinski and Shannon, 2006]．著者らは「交渉によって許容し合う対応」について述べている．この論文では，患者は激しい疼痛のためにケアを拒否していた．ケアする側は，痛いからケアを受けないという患者の自律と，患者がケアを受けないことで周囲の人々(医療者，他の患者，家族など)が受けるストレスの両方を大事に考え，次の努力を含む対応をする．

> 　ケアする側は，患者の自律を損なう程度をできる限り小さくする努力をしながら，周りの者たちが感覚(患者から発せられる臭いなど)や感受性の面で被るストレスを最小限にしたいと，患者と妥協

案を話し合う．その一方で，ケアする側は同等の犠牲を払うことが求められる．(中略)すなわちそれは，医療者としてはできるだけ避けたいような非常に強い鎮痛処置を了承しつつ，衛生面については最小限のことだけをさせてほしいと患者にお願いするという，ケアする側の我慢である．

サンディの状況に対して看護師たちが実際に行なった対応が，この「交渉によって許容し合う対応」に沿うものだった．
一方，規範的ではない倫理である記述的倫理も，サンディの物語に光を当てることができる．規範的でない倫理は，道徳的な生活に関わる人々の体験を，言葉や数，測定などを用いた研究によって記述する．スローエシックスで注目するのは，ケアのアートに関わる体験である．

規範的でない倫理

上述の規範的倫理が，正しい行為やよい人としてあるべき姿を規定するのに対し，規範的でない(または記述的，あるいは実証的)倫理は，道徳的な生活のありのままの現実を記述する．現在は，質的研究(人々の体験と観察を言葉を用いて分析することに焦点をおく)と量的研究(測定と数に焦点をおく)が豊富にある．
ケア倫理における質的研究では，例えば，ケアにおける尊厳について患者が抱く見方，メンタルヘルスケアにおける秘密保持に対する家族側の考え方，死のほう助に関する医師と看護師それぞれの考え方など，幅広い話題が取り上げられている．同様に，量的研究も広く行なわれており，道徳的な生活を「測定する」ツールが数多くある．例えば，道徳的苦悩を測定するツールや倫理的感受性の測定ツール，あるいは倫理的なリーダーシップ，患者の尊厳，共感疲労，ケア提供組織の倫理的風土，

共感と専門職意識などを測定するツールなど，ツールの数は非常に多い．ツールは，うまくいった特定の倫理的介入やケアの質を「測定する」ために使われることも少なくない．しかし，そうしたツールの重要性に対しては疑念もある．つまり，「大事なことがなんでも測定できるはずがない」「測定できることがなんでも大事なわけではない」といった主張である．

　サンディの物語には，看護師の道徳的苦悩も描かれている．これは，ケア倫理に関する最近の文献で最も頻繁に取り上げられ，調査されている概念である．道徳的苦悩とは，端的には，何をするのが正しいかわかっていながら，それを実行できないと感じる体験とそれがもたらす結果のことである．Nursing Ethics誌には，看護師の体験した道徳的苦悩を記述，測定した論文が数多く発表されている．その一方で，看護師の被害者意識や絶望感を助長するので道徳的苦悩に関する研究はやめるべきだとする批判もある[Johnstone and Hutchinson, 2013]．

　サンディの物語では，サンディをめぐる看護師たちの体験の記述，すなわち，サンディの尊厳を看護師はどのようにとらえていたか，またサンディの状態への共感の心はどうであったか，ということは特に考えさせられるものがありそうである．

　では，その先はどうなのだろう．師長が看護師たちにあのような指示を出したのは正しかったのか．また，スローエシックスとケアのアートの視点でサンディの物語に光を当てるスカラシップの価値とは，どのようなものであろうか．

❀　おわりに　❀

　この後の第7章で検討することになるスローエシックスとケアのアートに関連する物語の数々が約束することは「示せども教えず」ということ

なのかもしれない．サンディの物語などを読めば，経験豊かな看護師たちがケアのアートを通して重要な倫理的課題にいかに対応しているかを知ることができる．この章のはじめに紹介したマンデラ氏の言葉のごとく，物語の中の看護師たちが優れた頭と優しい心の両方の持ち主であったことに疑いの余地はない．看護師たちと倫理学者が「知識を得た舌」をもち，ケアする者に求められる倫理性と，直面している道徳的な課題を詳しく述べていたことも，明らかな事実である．そしてこの組み合わせこそが，本当に特別に大事なことなのである．

　倫理の知見は膨大であるが，そのうちの少しずつを応用することで，より多くの時間をかけてより深く物事を見ること，既存の知見を振り返ること，そして学問的な洞察を活用することがいかに大事であるかが実感できる．その洞察は，複雑なケアの状況に関心のまなざしを注ぎ，前に進むための道徳的な羅針盤となってくれるであろう．

　私がラグナホンダで出会った印象的なケアチームは，前に進むためにサンディとの交渉と話し合いを重ねていた．その結果彼女は，はじめ頑なに拒否していた疼痛と不安をコントロールする介入を受け入れることができた．つまり，最小限のケア活動が実現できたのである．それが，サンディの生活の質を改善し，看護師の道徳的苦悩を軽減させた．平等な仲間意識を高く持って互いに尊敬し合う多職種チームの一員として，看護師たちはサンディの苦痛を和らげるために共に働き，彼女の人生の最後の体験ができるだけよいものになるよう，サンディの安楽の増進を図ったのである．

　オスラー（William Osler）の医師に向けた格言「ときどき治療し，たびたび心を慰め，常に安心させること」[Sedergreen, 2002]を次のように言い換えると，医師だけでなくどのケア提供者にとっても，心に留めおきたい言葉となるように思われる．

手当てたびたび，治療はときどき，
ケアは常に，そして，
見捨てない．

7

物　語
ミレニアル世代のサマリア人

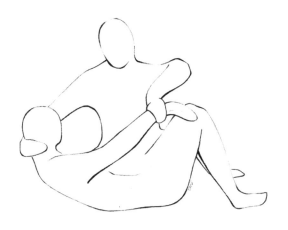

私は自分が感傷的になっていないことを願っているし，我々が学んだように，「ローカル」を単純に崇拝しているのでもない．そうではなく，私がここで呼び起こそうとしているようなイメージや物語が，価値の担い手として機能していることを示したいのである．

—ヒーニー(Seamus Heaney, 1995, ノーベル賞受賞講演)

はじめに

　本章はロバートの物語から始まる．私がこの若者と話をしたのは，サバティカルから戻った夕食会の時であった．特にロバートが2000年生まれで，「Ｙ世代」とか「ミレニアル世代」と世間でいわれていたので，彼の物語は興味深く印象的であった．この世代の人々は様々に呼ばれている．「自己中世代」「ネット世代」「燃え尽き世代」「粉雪世代」そして「ブーメラン世代」あるいは「ピーターパン世代」などである．こうした分類には異論もあり，自信，忍耐，ナルシシズム（自己陶酔），権利意識など，Ｙ世代の主な特徴については様々な見方がある[Twenge, 2006]．Ｙ世代は「世界をよくしてくれるという大きな期待を抱かせてくれる，並外れて寛大な世代」であると主張する人もいる[Jarrett, 2017]．

　ロバートの物語に接すると，若者への否定的な固定観念や，若者は自分勝手で思いやりがないといった社会のレッテルに疑問がわく．また，彼の語りは，道徳的なメッセージが込められたある有名なたとえ話と特に通じ合うものがある．その意味で，彼の語りは物語とスローエシックスとの関係を照らしだすのである．ケアの専門職ではないロバートは，我々とは「反対方向のナラティブ」を語っており，その物語はかえって我々にケアを深く考えさせる．この物語から，「見知らぬ人」や「隣人」に対する我々の倫理的義務についても議論が起こるとよいと思う．また，スローエシックスとケアのアートとの関連でロバートの物語を読めば，我々は物語というものの存在意義と価値について，結論へと進んでいくことができそうである．

ロバートの物語

　　金曜日の夜の外出は僕にはいつものことです．友達とパブに行っ

て，2～3杯飲んで，それからクラブに行って，閉店時刻まで飲んで踊ります．時にはその友達と別れて他の人と合流することもありますが，離れる前に，また後で合流しようという約束は必ずします．誰も仲間外れみたいな状態にはしたくないので．大学から休暇で戻っていた友達4人とクラブに繰り出したのは，ちょうどクリスマスの後でした．地元の街に出かけたのですが，結局，街の中の別々のクラブに分かれて行くことになりました．クラブにいる間，スマホのメールで連絡を取り合って，午前3時半頃，合流してウーバータクシーに乗り合いして帰宅しようということになりました．みんなバラバラでしたから．

　みんなが集まったのでウーバーを呼ぼうとしたちょうどその時，前の方の路地にうつ伏せに倒れている人がいました．その人のところに行って大丈夫かと声をかけたのですが，すぐに，かなり酔っていて意識がもうろうとしているとわかりました．ちょっと前まで同じクラブで遊んでいて，自分たちの隣で踊っていた連中の中にいたような気がしました．応急処置の訓練をちょっとだけ受けていたので，呼吸しているかを確かめてみると，最初，呼吸していないように見えました．何回か背中を叩いてみたところ，彼は嘔吐して，普通に呼吸し始めました．自分の仲間に手伝ってもらって彼を座らせ，仲間はどこにいるのか聞こうとしました．でも，ほとんど意識がなく，何を聞いても答えにならない感じでした．救急車を呼ぼうかと申し出たのですが，断られました．僕たちは彼の服の上からボディーチェックして彼のスマホを見つけ，彼の親指を使ってロックを解除しました．こんな場面を人に目撃されたり，彼の仲間が駆けつけてきたりしたら，まるで僕たちが追いはぎでもしているように見えるだろうな，と気が付いて，彼のスマホでウーバーを呼ぶだけにしておこう，とみんなで決めました．タクシーを呼び，彼のそば

で来るのを待ち，やがてタクシーが来ました．仲間と一緒に彼を抱え上げてタクシーまで運びました．ところが，運転手は表情を曇らせました．僕たちが酔っぱらった彼だけを車に乗せようとしていること，結果として酔った彼と車中で2人だけにされてしまうではないかと運転手が気付いたからです．酔っぱらった奴も見捨てたくない，後で大変な目にあうこと請け合いの運転手も放っておけないと思い，僕は彼に付き添い，送り届けた後はそのままそのタクシーで自宅に帰ると申し出ました．友達は，そんなことやめとけとアドバイスしてくれましたが，彼らも僕がしっかり者だとは承知していたし，僕も，友達は仲間同士で面倒を見合ってちゃんと帰れるだろうとわかっていました．

　そんなわけで僕は運転手とともに出発しました．手には嘔吐物でいっぱいになった袋を持って，隣には気を失って僕の肩に寄りかかっている見知らぬ誰かを支えながら．何とか最初の目的地にたどり着いて，僕は気を失っている彼を車から引っ張り出さなければなりませんでした．彼の自宅に近付くと，母親が出てきてくれたので，引き渡しました．無事に家の中に入った後，母親が戻ってきて僕の名前を尋ねるので，「溝にはまった息子さんをたまたま見つけた通りがかりの者です」とだけ答えました．翌朝，僕は自分の友達と酔った彼の仲間たちに，みんな無事に帰宅したね，ひと安心だねと伝えました．後日，その彼と彼の母親，そして彼の仲間たちからお礼の連絡がありました．

❊ 数々の物語 ❊

　物語やナラティブに関連する文献は多い．それは文学から法学まで，社会学から批判的理論まで，心理学から倫理学までと，様々な分野にま

たがっている．物語とは何か，また物語は何のためにあるのかについては多くの議論がなされている．倫理について議論する時，物語に何を期待するのが妥当なのだろう．特にスローエシックスの議論ではどうだろうか？　ケアのアートに関わるスローエシックスを最もよく描きだすのはどんな物語だろうか？　またそれはなぜか？

　フランクは『物語を息づかせる：社会的物語論』において，人生の道徳面を描き出し，またそれを前進させる物語の意味と能力，そして可能性について，示唆に富む洞察を多く行なっている[Frank, 2010]．彼はこう述べる．

> 　物語は人生を生き生きさせる．それが物語の仕事だ．物語は人々とともに，人々のために働き，また常に，物語は人々のことを語る．物語には，何が現実か，何が可能か，また何がするに値することで，何がやってはいけないことかを人々に見えるようにする力がある[同，p. 3]．

　フランクは自身の仕事を「対話的」とし，分析は以下の３つの要素の２つ以上から成ると述べている．すなわち，物語，語り手，それと聞き手の３つである．そして，彼のいう社会的物語論がなすべきことは，「人間であること，とりわけ社会的であるためには，物語を語り理解する能力が必要であるという認識を持ち続けること」なのだという[同，p. 13]．彼は，次のように述べている．

> 　（社会的物語論の実践では）常に，物語のすべての登場人物を相互に関係し合う存在ととらえ，彼らの「演じている」物語に特に目を凝らす．物語が人々を活気づけ，集合させ，楽しませ，啓発し，また人々を欺き，分裂させる時，物語がどう息づいているかを分析する[同，p. 16]．

後にフランクは，「日々の物語は人々が紡ぐアートである」[同，p. 27]，なぜなら必ず美的な側面がそこにあるから，と言っている．また彼は，物語は「ナラティブの装置」ともいえる幅広い能力を持っているとも言っている．フランクが挙げる物語の6つの能力は特に重要である．

　トラブル：物語は「人間のトラブルを扱い」，また「人間のためにトラブルを作る」能力がある[同，p. 28]．物語はしばしば，何かおかしいということや，それを何とかしようと努力する様子を含んでいるとフランクは説明する．本書の中の物語は，ケアを拒む患者，研究者の道徳的盲目，ある男性の飼い犬への愛情，そして本章の，路地で倒れていた若者など，こうしたことから生じた様々な「トラブル」を詳しく描いている．

　性格：物語には「人々の性格を明らかに示し，また試す能力」がある．本書の物語に登場した人物の反応にはその人の性格がよくあらわれており，その性格が，当人が行動を取る／取らないということと行動の中身に影響を与えている．ケアを拒否する患者に対して「困難に耐えて働く」責任を果たしたケアチームや，人間の利益よりもその人の家族である動物の利益をまずは優先する判断をした獣医師などはその例である．

　視点：倫理では「視点」を提示する能力が重要である．理想的には，関連する視点をすべて招き入れ，それに耳を傾けるべきである．本書の中の物語は，ケアする人，ケアの受け手，また様々な目撃者の視点から語られている．本書の中の物語については色々な見方ができるだろう．読者の皆さんには，行動するかしないか，どんな行動をするか，またその理由を，立ち止まって考えていただきたい．

　持って生まれた道徳性：「物語は，よいこと／よくないこと，どう行動するか／行動しないでおくかについて，人々がその人なりに持っている感覚を伝える」とフランクは述べている．そして彼は，「物語は登場人物の性格と，物語の聞き手がよい／よくないと感じた結果とを結び付ける」と続けている[同，p. 37]．さらに，

> 物語は，道徳的な複雑性を示す．物語の中では，登場人物は常に別の行動をとることも可能であろう．（中略）物語は，生き方の選択における必然性や困難，そしてしばしば危険性を描くことに長けている．

とフランクは述べている．

　本書で選んだ物語は，ケアのアートに関わるスローエシックスの特徴をよく描いている．すべての物語が，選択，複雑性，そして結果というケアの側面を照らし出していた．

　真実を語ること：物語と真実の間にある関係は一筋縄ではいかない．物語は，自然科学とはちがい，真実は1つ，というわけにはいかないのである．そうではなく，「どこか別のところで行なわれた真実の数々を知らせる」のが物語である．上述の「視点」で述べたように，物語は「複数の真実」を語るものであり，「パフォーマンス」であり，必ずしも真実に呼応しているものではない，ということは理解される必要がある．ウォーレン教授は本書第3章でこのことに言及している．

　想像力：物語には，「人々の想像力を喚起する」力もある．これは，「感受性」の重要な特徴である（第2章を参照）．「物語は，過去がどのように違ったものになっていただろうか，また，未来はあらゆる可能性に対して開かれているという想像を生み出す」とフランクは述べている[同，p. 42]．そして彼は，次の言葉で議論を締めくくっている．「物語の持つ力のおかげで，人は人間でいられるのである」[同，p. 44]．

　フランクが指摘している中で，第3章の「連帯」に関連する議論と特に共鳴するのは，「物語は人々をつなぐ」という点である．

> 物語は人々を置き去りにしたりしない．物語は，1人ひとりを集団に呼び寄せ，集団に共通のアイデンティティを主張することを求

だから, 物語は, 自分が何者で何のために生きているのかという結論に人々が至ることを助ける. 物語は, 人々を結び付けたり切り離したりすることもできる.

物語の危険性は, 1つにはそれが真実かどうかという点にある. もう1つの危険性は正確性に欠けることで, これは記憶違いや, 聞き手・読み手に影響を与えたい思いなどによるものである. 物語は例えば, 有害あるいは破壊的な特徴を強化することがある.

チママンダ (Chimamanda Ngozi Adichie) は, TEDトークでの「シングルストーリー (単純な物語) の危険性」と題した講演の中で, 人は「物語に直面すると感化されやすく脆弱である」と語っている. 文学作品を例にとると, 1つの物語であるにもかかわらず, それがある民族のすべてを物語っていると読者を勘違いさせてしまう可能性を秘めており, 結果としてその民族に対する固定観念を生むことになる. 例えば, アフリカの人々についてのシングルストーリーは, 多くの場合, 否定的で, 暗く, 奪い合いや悪意に満ちていたりする. チママンダは, 我々は「物語のバランス」が必要だ, そうすれば, シングルストーリーによる偏見に苦しむ人々の「破壊された尊厳」を修復し, 人間性を与え, 力づけることができる, と主張している (https://www.ted.com/talks/chimamanda_ngozi_adichie_the_danger_of_a_single_story?language=en).

数々の物語と傷ついた人々

　リンデマン(Hilde Lindenmann Nelson)著『傷ついた人々：ナラティブによる修復』(2001)には，「看護師に感謝する日」の企画委員会に集まった看護師たちの物語がある．皮肉にも，話し合いの中で看護師たちが気付いたことは，看護師についてはいわゆる「支配的な語り」というものが社会にあって，それが，「看護師はなれなれしく感情的だ」という見方につながっている，そして，自分たちが医師から相応のリスペクトを得ていないのもそのせいだ，ということであった．リンデマンによれば，支配的語りとは，「我々の文化の中で自分たちを取り巻いて存在していて，社会で共有されている理解を要約するような物語のことである．(中略)典型として，お決まりの話の筋とすぐにそれとわかるようなタイプの人物が登場することが多い」．

　マッキンタイア(Alasdair MacIntyre)は，そのような支配的語りを「世間のものの見方」と言い換え，社会や世界との関係において，人々はそうした認識を通して自分が何者であるかを理解できる，と次のように述べている[MacIntyre, 1997]．

　　意地の悪い継母，行方不明の子ども，善良だが判断を誤った王様，双子の男の子に乳を与えた狼，放埓な生活で遺産を食いつぶしやくざな暮らしに落ちぶれる長男たち，遺産がもらえず自分で生きるすべを模索しなければならないその弟たちなど，子どもはこうした物語に接して，子とは何か，親とは何か，ドラマの登場人物とその背景はどのようか，また，世界というものがどうなっているのかを理解したり，誤解したりするのである．子どもに物語という台本を与えずに世界に放り出すと，子どもは不安で言葉や行動に支障をきたしてしまう．その結果，自分たちの社会を含め，どんな社会も理解

できなくなる．ドラマチックな要素でできた多くの物語に触れる以外に，自分の属する社会を含めて，どのような社会も理解する方法はない[同，p. 216]．

職業生活の中の支配的語りは必ずしも役に立つとは限らない．それについて，リンデマンは次のような例を挙げている．

看護のイメージは，医師たちを固定観念のとりこにしているようであった．いうなれば，看護師は病室の簡易便器を掲げ持つ「大地の母」である．もちろん，「大地の母」とは古い物語の登場人物で，最新の表現に置き換える必要があった[Lindenmann, 2001, p. 4]．

自分たちの経験をリンデマンに話した看護師たちは，こうしたことに気が付き，「仕事中の自分がどのような存在であるかについて，より明確に理解を共有するに至った」．看護師たちは，この状況を改善するには，自分たちの実践や職業に適した新しく改善された物語を，仕事の文脈の中で語らなくてはいけないと気付いたのであった．リンデマンはこう続けている．

看護師たちが紡ぎ始めた歴史や逸話，そのほかのナラティブの断片は，支配的語りに対抗する物語である．つまり，抑圧されたアイデンティティに抵抗する物語である．（中略）アイデンティティという言葉は，人の自己認識と他者がその人をどう見ているかとの相互作用を意味すると私は考える．つまり，アイデンティティとは，自分に対して自分と他者が抱く理解である．

対抗する物語は，影響力の強い支配的語りがもたらしたダメージに

抵抗し，人々が自分について抱いている理解を変えていく．リンデマンは，「基盤の地域社会（生まれ育った場所）」と「選択できる地域社会（自ら探し求め，そこで自分のアイデンティティを作り替えることができる場所）」を区別している．どちらのタイプの社会も「モラルスペース」，つまり，倫理的な振り返りの場所になりうる．倫理的な振り返りによって，感情をコントロールし，「正しい道徳観」を身につけることができるようになる．

　リンデマンは，「対抗する物語」の特徴を，描写的（実際の出来事を描写している），選択的（物語の要素として，出来事のはじめ，中間，終わりを選んで語っている），解釈的（物語の登場人物を特徴付けて描いている，など），および，接続的（物語と物語の間，あるいは物語の中のつながりを描いている）という言葉で説明している．リンデマンは（面白くもない事実が年代順に並べられている）年代記と，（出来事が具体的に理解できる）物語とは違うものだと言っている．

　フランクは，物語とナラティブを区別するにあたり，ナラティブは「あることによって起こっている別のあることを語ること」と書いている [Frank, 2010, p. 25]．彼は『傷ついた物語の語り手：身体・病い・倫理』（2013）の中で，病いは，前面に押し出された苦しみの経験を伴って「物語を求めるもの」であるととらえ，次のように述べている．

　　私が関心を向けるのは，病む人々が道徳的行為として語る自己の物語と，その物語に道徳的行為として応答するケアに対してである．ナラティブ倫理における倫理の考え方を最もよく示しているのはバリー・ホフマスターである．彼は次のように述べている．「物語にとっての最も厳しい試練は，その物語がどのような人を形作っていくか，ということであろう．（中略）ナラティブ倫理が道徳的になすべきことは，その物語が形作る人間について，絶えず反省する

ことである．たとえ悪しき自己が形作られた場合でも，その物語を変えていこうと努力しなくてはならない(中略)物語とともに考えることが，ナラティブ倫理の基本なのだ」[同，pp. 157–158]．

　倫理と物語の関係についてのフランクの議論には，ナラティブに対する感度を醸成して医療における倫理の信頼度を高めることや，希望と勇気の重要な役割などがあり，非常に興味深い．

　物語にはいくつかのタイプがあり，倫理に関してはそれぞれ異なった影響力を持っている．例えば「アレゴリー」というタイプは，現実世界の問題を，架空の人物や架空の時間，空間に託して暗に表現した物語である．オーウェル(George Orwell)の『動物農場』やミラー(Arthur Miller)の『るつぼ』がそれにあたる．一方「パラブル」は，道徳的または宗教的なメッセージを伝えるためにたとえ話として作られた短い物語，すなわち「寓話」である．最も有名な寓話の1つが「善きサマリア人」で，ロバートの物語と強く響き合っている．

❀　善きサマリア人　❀

　新約聖書(ルカによる福音書10章25～37節)にある「善きサマリア人」のたとえ話(以下，寓話)は，ある律法学者からの質問にイエス・キリストが答える物語である．

　ある時，ある律法の専門家が立ち上がり，イエスをためそうとして言った．「先生，何をしたら永遠のいのちを自分のものとして受けることができるでしょうか」．イエスは言われた．「律法には何と書いてありますか．あなたはどう読んでいますか」．すると彼は答えて言った．「『心を尽くし，思いを尽くし，力を尽くし，知性を尽

くして，あなたの神である主を愛せよ』また『あなたの隣人をあなた自身のように愛せよ』とあります」．

イエスは言われた．「そのとおりです．それを実行しなさい．そうすれば，いのちを得ます」．

しかし彼は，自分の正しさを示そうとしてイエスに言った．「では，私の隣人とは，だれのことですか」．イエスは答えて言われた．「ある人が，エルサレムからエリコに下る道で，強盗に襲われた．強盗どもは，その人の着物をはぎ取り，なぐりつけ，半殺しにして逃げて行った．たまたま，祭司がひとり，その道を下って来たが，彼を見ると，反対側を通り過ぎて行った．同じようにレビ人も，その場所に来て彼を見ると，反対側を通り過ぎて行った．ところが，あるサマリア人が，旅の途中，そこに来合わせ，彼を見てかわいそうに思い，近寄って傷にオリーブ油とぶどう酒を注いで，ほうたいをし，自分の家畜に乗せて宿屋に連れて行き，介抱してやった．次の日，彼はデナリ2つを取り出し，宿屋の主人に渡して言った．「介抱してあげてください．もっと費用がかかったら，私が帰りに払います」．

[英和対照新改訳新約聖書，日本聖書刊行会，2000年，42刷，句点のみ標準表記に則り修正]

助けようとする理由

「善きサマリア人」の物語は，神学や哲学などの分野で大きな議論を生んでいる．神学者たちは，この物語が持っている次のような役割を強調している．「敵に対する思いやり」を教えること[Levine, 2011]，「異国の人への親切」を促し，「異国の人と自分は同胞だという気持ち」を持とうと広めること[Gittoes, 2016]，「並外れた人物の人間性」を認めるこ

と［Clark, 2014］，そして，「理解し，応答し，手を差し伸べること」を強く促すこと［Gittoes, 2019］．

哲学者のスペンサー（Nick Spencer）は『政治的サマリア人』（2017）で，聖職者や活動家，また政治的指導者が様々な場面で自身の政治的影響力を高めようとした際，この寓話がどんな形で利用されてきたかを論じている．

18世紀には，シャープ（Granville Sharp）が奴隷制度廃止を求めてこの寓話を使った［Spencer, 2017, p. 31］．キング牧師（Martin Luther King, Jr）は，人生最後となった演説の中で「善きサマリア人」に触れた．彼にとってのサマリア人とは，「別の人種の人」を指していた．キング牧師は，寓話の状況設定でもあるエルサレムとエリコをつなぐ道を妻とともに旅した経験を話した．彼の説明はこうであった．その道は曲がりくねって見通しが悪く，「強盗が待ち伏せするにはもってこい」の道であり，寓話の中の祭司やレビ人は「地面に倒れている人は，強盗に襲われてけがをしているふりをしている強盗なのではないか，素早く手軽にその場で自分たちを捕まえようと，強盗が自分たちをだまそうとしている」と恐れたのではないか［同，pp. 34–35］．そしてキング牧師は次のように続けたのであった．

　　祭司やレビ人は「この人を助けようと立ち止まると，私に何が起こるだろう」と考えたのだろう，だが，話の中のサマリア人は全く反対のことを問うたのだ．「この人を助けるために私が立ち止まらなかったなら，彼に何が起こるだろうか」と．

英国司教会は「私の隣人とは誰か？」と題する教書の中で「善きサマリア人」の寓話を取り上げている．スペンサーは，その教書では特に示唆に富むことが2つ述べられていると，次のことを書いている．

1つは，傷ついた人を助けに行った，異国の人であるサマリア人を見ならおうと人々に呼びかけていること．もう1つは，隣人愛とは社会で軽蔑されている人からケアを受けることでもあるのだと言っていることだ．これは単に我々が他者に何をするかという問題だけではない．我々が恐れ，無視し，見下している人々から，我々が進んで何を受け取るのかという問題にも関わることでもあるのだ［同，pp. 36-37］．

　これは，一般的なケアのやりとりにおいて興味深くまた重要な点である．英国や他の国では，ケアは多様な出自や背景を持つ人によって提供され，それを多様な出自や背景を持つ人が受ける．「自分たちと違う」と見なされる人からケアを受けるということは，人によっては難しいことかもしれない．ここでは，謙虚，隣人愛，感謝という徳が特に大切である．英国上院議会で議論された「英国の価値」に関し，大司教ウェルビー（Justin Welby）とセンタム（John Sentamu）は「善きサマリア人」の寓話がもたらしている影響を次のように広げている［Spencer, 2017］．

　善きサマリア人の物語は善い市民であるとはどういうことかということについて皆が思っていることに深く根ざしている．また我々がこの物語から気付くのは，我々の価値は無からあらわれたのではなく，我々の宗教的，神学的，哲学的，倫理的な遺産がしなやかにずっと続いてきたことから生まれているということだ．（中略）長い歴史に根ざす寛大で住みやすい社会の価値である．その価値は今日では，創造的で起業精神に富み勇気があって持続可能な，国の内外との関係における共通の善と連帯を約束している．そして，我が国と世界中の未来を担う世代の希望と喜びを導くたくましい世話役としての価値 ―しかもその希望は一部の人のものではない．すべて

の人のための希望なのだ．それが，最もよい価値となって今に至っているのである[同，pp. 40-41]．

「善きサマリア人」の寓話についてよく引き合いに出されるもう1つの見方に，かつて英国保守党から首相になったサッチャー（Margaret Thatcher）の示したものがある．「もしその"善きサマリア人"に善良な意図しかなかったなら，誰もその人のことは覚えていないであろう．彼には，お金もあったのだ」[同，p. 58]．

最近は，世界や地域の政治的な出来事や経済的課題が多く，それが「善い市民」についての我々のとらえ方に影響を及ぼしている．我々はこう問い返してもよいだろう，「どこの市民のことですか？」と．さらに，「私の隣人とは，誰ですか？」と問い続けることも大切と思う．

ユダヤ人と新約聖書の研究をしているレビン教授（Amy-Jill Levine, 2011）は，米国の教育団体の新聞The Chautauquan Dailyに掲載された講義の中で，物語を解釈することについてわかりやすく解説している．

　物語を見たり聞いたりする時，我々は自分の経験や読んだ文章，新聞やラジオで見たことや聞いたこと，子どもの頃の記憶などを物語に持ち込むので，物語を聞く時はいつも新しい物語として聞いている．

レビン教授も，「善きサマリア人」の寓話を論じる中でキング牧師の考えを引き，《キング牧師は，話の中の祭司やレビ人がけが人を助けるために立ち止まることをしなかったのは恐怖感からだったという「仮定」をし，我々は「正しく問う」ことをしなくてはいけないと説いた》と述べている．レビン教授は，その寓話の焦点である思いやりと愛に「思考は必要ない．それは知性を飛び越えて，腹で感じるものである」と続けている．

レビン教授は，この寓話を現代に置き換えて語り直してみようと言っている．ヨルダン川西岸で1人のイスラエル人が大けがをして倒れていたとする．そのけが人を助けずにそばを通り過ぎた1人目がイスラエル防衛軍の一員で，同じようにけが人を助けることなく通り過ぎた2人目がキリスト教平和監視団の一員であったとしよう．寓話の中の「善きサマリア人」はけが人の敵とされていることを考えると，現代におけるサマリア人は，けがをしているイスラエル人が敵とみなすハマスの一員かもしれない．ハマスとは，「イスラエルを地上から消し去ることに命をささげるパレスチナ人イスラム教徒」の集団である．

　レビン教授の下す結論は痛烈である．

　　被害者と，その被害者を亡き者にすることを理想としつつも思いやりを示す加害者．この両者に人間の顔を見出すことができるのであれば，我々は互いに話しを交わすことができるだろう．（中略）要するに，我々はその加害者にチャンスを与えなければならない，そうしなければ，我々ももろとも全滅することになるからだ．

　神学や哲学，政治学の領域では，「善きサマリア人」の物語をめぐって様々な解釈や示唆がなされている．他者がどんな動機を持つかということだけでなく，我々自身の行動に対しても，この物語は難しい問題を投げかけている．例えば，祭司とレビ人は助けもせずに通り過ぎて行ったのに，なぜその「サマリア人」は救援のために立ち止まったのだろうか．

　ボウカム（Richard Bauckham, 1998）は，寓話に登場する祭司が体験したかもしれない葛藤について，つまり，「汝の隣人を愛すべし」という掟と「死者のけがれ」を避けよという要求との間の板挟みについて分析している．「死者のけがれ」とは，被害者が亡くなっている場合，あるいは，手当てしている最中に息を引き取った場合，手当てをしていた聖職者

は，死者のけがれによってその神聖さがけがされる恐れがあるという意味である．現代人には，この考え方は行動を起こさない理由としては褒められるものではないかもしれないが，善良な人が被害者の横を通り過ぎたことについて，ボウカムは歴史や神学の立場から従来にはなかった見方を提示していて説得力がある．

　社会心理学の研究も，納得できそうな理由を示唆している．例えば，急いでいる人は人助けのために足を止めることはあまりしない．過去に，人を助けようと足を止める人と止めない人がいるのはなぜかを明らかにする実験が行なわれている[Darley and Batson, 1973]．研究サンプルになったのは聖職者になる訓練を受けている神学生たちであった．彼らは「善きサマリア人」の寓話について説教をするように依頼され，次の2つの状況下のいずれかに割り振られた．一方は急がなければならない状況で，説教の時刻に遅刻しているので学生は会場に急ぐように指示された．もう一方は急いでいない状況で，学生は定刻までに数分の余裕があるが遅れないように会場に着くように指示された．実験では各学生が1人で説教の会場に向かうが，その途中にある建物の出入口のところで，目を閉じてうめき，咳をして苦しそうに横たわっている男性に遭遇する設定になっていた．実験の結果，急ぎの状況下の学生で救助のために足を止めた者はたった10％であった．一方，余裕のある状況下の学生の63％が救助のために立ち止まったのである．

　この実験は，手助けをして当初とは別の目標を果たすことと，ゆっくり物事に対処することの大切さとの関係を明らかにしている．この実験を報告した論文は次の結論を述べている[同，1973]．

　　神学生でさえ，スローダウンすることで恩恵を受けたのである．同様に，時間的なプレッシャーを減らせば，多くの人が周囲に注意を払い，困っている人にすぐに対応できるようになるだろう．

傍観していた者が全く行動しない例としてよく引き合いに出されるのが，隣人の目の前で襲撃されて殺されたキティ・ジェノベーゼ（Kitty Genovese）の物語^{訳注)}である．クック（Kevin Cook）の『キティ・ジェノベーゼ：殺人，傍観者たち，アメリカを変えた犯罪』(2015)は，1964年，ニューヨークで発生したキティ殺人事件をめぐるいくつかの俗説に疑問を呈し，それとは正反対の事実を明らかにしている．

（**訳注**：この事件が注目されたのは，キティの「隣人」38人が事件を目撃していたにもかかわらず彼女を助けようとしなかった，と報道されたことからとされる．上記のクックの書では，警察に残る捜査情報や現存する目撃当事者への聴き取りにより，38人とされる目撃者の数は不正確であること，およびその目撃者たちは関わり合いや責任をいやがって見て見ぬふりをしていたのではなく，実際には警察に電話通報し，現場近くの屋内から「警察が来るぞ！」と犯人に向かって警告を発してキティを助けようとしていたと記している）

　クックは心理学者マニング（Rachel Manning）の次の発言を引用している．

> 　社会の注目を集めたいという新聞編集者の功名心から始まった38人の目撃者の物語は，その始まりから，「善きサマリア人の寓話」とは正反対のことを示す，一種の現代的な寓話になったと考えられる[同，p. 209]．

　クックは，事件の際にキティ・ジェノベーゼを助けようとして動いた人はいたのであり，彼女はすべての人に見捨てられて孤独に死んだのではないと述べている．

　「勤務時間外」に緊急事態に遭遇した医師は，その場での行動に関して医師を保護する法律があると知っている場合，介入する可能性が高いこ

とが知られている[Garneau et al., 2016]．これは，自分の行動が後で訴追される恐れがあるという考えが，ケアのプロの援助行動を抑制している可能性を示唆している．第1章で紹介したように，ケアのスキャンダル一般でよく問われるのは，なぜ人々は声を上げるとか介入するなどの行動をとらず，何もせずにその場で見ているだけだったのか，という点である．特に，ミッドスタッフォードシャーで発生したケアのスキャンダル以来，現場スタッフの関心をもっと高めようとする政策が実施されるようになっている[Francis, 2013]．

　では，困っている人に対して，人は何を求められているのだろうか．個人生活の中で，そしてケア提供との関連で，人に何を期待するのが理にかなっているのだろう．本章の最初のロバートの物語に照らして言えば，それは「どこまでやれば十分か」という問いになる．この問いは，哲学者たちが探求している「supererogation」という概念に関わるもので，次の節ではこのことを考えたい．

❀ どこまで善良であるべきか？ ❀

　ヘイド（David Heyd）は，2015年スタンフォード哲学百科事典で，「supererogation^{訳注)}」を「要求されている義務を超えるような行為を指す専門用語」と定義している．

（訳注：日本語は「超義務」とされている[大庭　健編，現代倫理学事典，弘文堂，2006，p. 171など]）

　そうした行為がよいものであっても，その実施は人々に義務付けられていない．ヘイドは，supererogationの語源（ラテン語supererogare）の意味は「請求額以上に支払うこと」である点を指摘し，この言葉が最初に使われたのが，ラテン語版新約聖書の「善きサマリア人」の寓話であっ

たと述べている．彼の議論は，興味深くまた難しい疑問を，倫理と行動に投げかけている．例えば，もし，ある行為が倫理的によいのなら，なぜそれが義務ではなく当人の選択なのだろうか．

ここでは，規範に関する議論における価値論と義務論との違いが参考になる．ヘイドの説明によれば，前者は「善，理想および徳」を探求し，後者は「義務，正義，権利」を扱う．価値論は，性格や特質，および状態や状況に注目し，義務論は，義務に基づいて人間のふるまいや行動を評価することを主眼とする．価値論は，「十分」ということに明確な基準を持たず，1つの答えに固執せず，向上や上昇を目指す立場をとる．他方，義務論は，「道徳性の最低条件」を議論する．義務論は法的な要求に従うのに対し，価値論は観念的である．一方は遵法主義的，他方は理想主義的である．

第1章で見たように，倫理に関する義務論の視点はケア専門職のための倫理綱領や指針に重要な役割を担い，「〜しなければならない，〜すべし」とあらわされることが多い．インフォームド・コンセントを得なさい，プライバシーを尊重せよ，重要な情報を共有すべし，などがそれである．これに対して価値論が目指すのは「よいこと，善」である．とはいえ，義務として求められるものが何であり，「義務を超えることを行なう」とか「追加の仕事をする」ということが何を意味するのかは必ずしも明確ではない．

ヘイドは，次の3つの「カテゴリー」により「義務」と「善」の関係を明確に説明している．

（1）反–超義務主義：義務を超える行為は道徳的に善であり，なすべきであり義務である，などというものは存在しない．

（2）条件付き超義務主義：要求された義務を超える行為はありうるが，それには弱い意味の義務，例えば仮定的あるいは弱い義務などが関係している．

（3）条件なしの超義務主義：道徳性が求める以上の行為であり，それゆえに「独特の価値」を持つ．超義務行為の源は「他者の利益のため，という利他的な意図」で，それを実行するかどうかは当人の選択の自由である（例えば，許す，気前よく与えるなど）．これには「他者に対する個人的な気掛かりや心配を表明する余地があり，したがって，他者との特別な関係をあらわしているか，そうした関係が生み出される可能性がある」[Heyd, 2015, p. 10].

　ここまで見て明らかになったことは，道徳的に求められることと，それ以上のこととの区別は容易ではないということである．私が好きな哲学の論文にウルフ（Susan Wolf）の「道徳的聖人」(1982)があるが，そこでは，なぜ聖なるものに問題があるかという疑問にいくつか適切な回答が示されている．論文は次のように始まっている．

　　道徳的聖人が存在するか否か，私にはわからないが，もし存在するとすれば，そのような人が，私や私が好きな人たちの中にいないことは嬉しい．私がいう道徳的聖人とは，あらゆる行為がこの上もなく道徳的に優れている人，すなわち，これ以上はないというほど，道徳的な価値を持つ人のことである[同，p. 419].

　ウルフはさらに，「愛ある聖人（愛で動機付けられた人々）」と「理性的聖人（義務で動機付けられた人々）」とを分けている．そして彼女は，聖人らしさが望ましいという道徳的な考え方は人間生活の他の側面を締め出してしまうのではないかと懸念している．

　　つまり，もし道徳的聖人が，自分のすべての時間を費やして飢えた人々に食事を与えたり，病人を治したり，あるいはオックスファ

ム（**訳注**：1942年発足の世界各地の貧窮者のための救済機関）のために資
金を集めたりすることに専念していたら，その間，その人は当然ビ
クトリア朝時代の小説も読んでいないし，オーボエも演奏していな
いし，テニスのバックハンドの練習もしていないことになる．後者
のどの活動も，人生をよく生きるために必要だとはいえないかも
しれないが，こうした活動を楽しむという側面が全く育たない人
生は，奇妙なくらい不毛な人生に見えるのではなかろうか[同，p.
421]．

　ウルフの論文を最初から終わりまで読むと，「人生をよく生きる」こと
の意味を深く考えようという気持ちに駆られる．また，毎日の生活やケア
の実践において道徳的に求められることについて，熟慮しなくてはとも
も思う．
　ケアをすることに関していえば，「どこまでやれば十分か」という問い
は特に厄介である．給料をもらってケアに従事する人は，業務時間内に
よいケアをするという「義務に縛られている」と言えるだろう．したがっ
て，少なくとも時間と業務の点では明確さがあり，どの時点で「義務と
しての求めを超える」のかという感覚は存在する．ひょっとして，非番
の時にひとりぼっちの患者さんを海岸に連れていくとか？　それとも，
亡くなった方の遺族を慰めようと勤務の後に病室に残るとか？　ケア従
事者に聖人とかヒーローなどのレッテルを貼ったりはしないにしても，
それはケア従事者に求められている義務以上の行為だということには誰
もが同意するだろう．
　ロバートの物語と，偶像視されている「善きサマリア人」の寓話が提起
する問題には，共通点と相違点がある．どちらの物語でも，通りがかり
の者が困っている人に遭遇し，その者は自分の身の危険も顧みず，不便
を承知の上で手を差し伸べている．どちらの物語でも，困っている人は

周囲から見過ごされており，助けがなければ命を落としていただろう．相違点は，「善きサマリア人」の寓話のけが人は救助者の敵と目される集団の一員であるのに対し，ロバートは自分と同世代の人を救助していることである．ロバートはこう言っている．

> もし私や私の仲間があと2～3杯飲んで前後不覚になったとしたら，彼と同じように倒れこんで自分ではどうしようもない状況になっていたかもしれません．誰だって，あっという間に本当に危険な状況に陥ることはあるはずです．あの瞬間に彼を助けたのは，単純に彼には助けが必要だったからという感じです．私が彼の立場になっていたかもしれないのですから．

　ロバートが見知らぬ人に対してとった行為は，たぶん「善きサマリア人」もそうかもしれないが，特にその見知らぬ人はケアの介入がなければ死んでいたかもしれないことを考えると，倫理的に正当なものであると思われる．
　両方のケースとも，助ける側の「サマリア人たち」には選択の余地があった．ロバートはそのまま通り過ぎることができただろう．見知らぬ男性の希望に反して救急車を呼ぶこともできたはずであり，その男性だけをタクシーに乗せて自宅に帰すこともできたはずである．両方のケースについて，キング牧師が人生最後の演説で挙げた次の2つの問いを思い起こしてはどうだろうか．1つは，「立ち止まってこの人を助けると，自分に何が起こるだろうか」という問い，もう1つが「善きサマリア人」がそれを逆にして，「この人を助けるために立ち止まらなければ，この人に何が起こるだろうか」と問うたことである．立ち止まらない，そして助けないという選択は，もう1人の人間が死に至る結果になるかもしれないのである．

倫理と物語

　アラス（John D. Arras）は，「いい話だが，言いたいことは何？：ナラティブと倫理的な正当化」（2017）という評論で，生命倫理分野で比較的最近取り上げられるようになった「ナラティブの出番」に注目し，次のように述べている．

> 　歴史学者，社会学者，哲学者，法学者は，自然や人類の不変の法則を追い求めるよりも，小さな物語という媒体に備わっている個別特異性や地域性を肯定的にとらえ始めている［同，p. 76］．

　「物語の繁栄」や上述のナラティブの出番という動きがあるにもかかわらず，「ナラティブと道徳的正当化との関係は曖昧過ぎて腹立たしい」とアラスは述べる［同，p. 77］．そして彼は，「ナラティブ倫理」には3つのとらえ方があるとしてそれぞれについて論じている．

（1）原則の倫理を補完するナラティブ：アラスによれば，このとらえ方に立つナラティブ倫理において1つの考えを推進したのはシャロン（Rita Charon）であるという．シャロンは，物語と道徳理論は相互に結び付き，また依存し合っているとする．もう1つの考えは，米国の哲学者ロールズ（John Rawls）が提唱した「反照的均衡」である．反照的均衡では，理論と原則を行き来しながら熟考し，「熟考による判断」を介して理論と原則が症例に適用される．3つ目の考えは，物語の中の道徳的行為者の性格特性を理解し，評価することを焦点とするものである．

（2）歴史に基づくナラティブと倫理的正当化：このとらえ方に立つナラティブ倫理は，例えば古代ギリシャの叙事詩や聖書などの宗教的な書にあらわれる伝統や「基盤となる物語」を扱う．その焦点は，「あ

る民族としての我々が何者であるか，また，どのようにして我々が今ある姿に到達したかをナラティブで説明すること」にある．この見方の主唱者はマッキンタイアであると考えられている．しかし，善い生き方を象徴的に描いているとされるそれらの物語の正誤はどう判断しうるのか，またそれらの物語はどの時点で新しい物語に置き換えられるべきなのかについては，明らかではない．「善きサマリア人」の寓話は，今なお批判的評価を受け続けている物語の一例である．

(3) ナラティブとポストモダン^{訳注)}の倫理：このとらえ方は上述のフランクの著書『傷ついた物語の語り手』の中に示されている．また，ローティー（Richard Rorty）も，ポストモダンの観点から「哲学者ではなく，詩人こそが人類の先頭に立つ指導者である」と主張している．アラスはこの見方について，「倫理に対してポストモダン意識が前面に出過ぎると，ナラティブを語る人があたかも倫理的な真実を語っているかのように誤解されるリスクがあり，より大きな社会の姿が無視されることがよく起こる」と，問題を指摘している[同，p. 98].

（**訳注**：現代という時代を，近代が終わった「後」の時代として特徴付けようとする言葉．各人がそれぞれの趣味を生き，人々に共通する大きな価値観が消失してしまった現代的状況を指す[知恵蔵「ポストモダン」の解説より抜粋，https://kotobank.jp/word/ポストモダン-185997]）

　以上のように，ナラティブ倫理の3つのとらえ方を大まかに示した上で，アラスは，ナラティブ（物語）と原則（理論）との関係が，これら3つのとらえ方ごとに異なるので注意が必要と言っている．すなわち，2番目と3番目のとらえ方は，社会の中で正しいとされている規範に反する考えを提示することがありうる．これに対して1番目のとらえ方は，物

語と規範とは相互に依存し合っていることに価値があるという考えをとっている．アラスは以下のように述べている．

　　ナラティブは，事実や状況，そして人の性格が織りなす表情豊かな人生模様を見せてくれる．それがあるから，我々は道徳的判断ができるのだ．人々とその状況，動機などを豊かに描くナラティブがなければ，道徳を論じる人は，直面している道徳的な問題を的確に理解することができないであろうし，関わった状況に対してどんな判断をしても，信用されない結果となるだろう．カントの表現を借りて言い換えると，「ナラティブのない倫理は空疎である」．しかし，我々がただ理解しようとするだけで，そのナラティブの中の多様性ではなく一貫性を見極めようとするだけであれば，多様性は見過ごされ，道徳的判断のためのモラルスペースなどいらない，ということになってしまう．(中略)判断を伴わない倫理は倫理ではないのだ[同，p. 96]．

　これは素晴らしい結論であると思う．つまり，あれかこれかではなく，両方とも大事なのである．スローエシックスでも，他のタイプの倫理でも，物語を欠くことはできないし，倫理原則や理論も必要なのである．
　本書がテーマとするスローエシックスには，徳の倫理が最も適切である．ロバートの物語と「善きサマリア人」に見出すことのできる徳は，善行，思いやり，勇気，正直，希望，正義，高潔さ，そして信頼に値することである．
　スローエシックスには徳の倫理が適切であるという主張は，人をケアする専門職と動物をケアする専門職の両方に当てはまる．徳の倫理は，人の，動物の，そして環境の繁栄に向けられる．徳の倫理は，人や物事を多元的に見る．徳の倫理は，中庸を旨とし，また，人を向上へと向か

わせる．人，動物，そして環境の全体的な繁栄を支援することは人および動物に対するケア実践の究極目的である．獣医師，看護師，介護士，救急隊員，医師および他のケア提供者は，患者と家族に繁栄をもたらしうるのは何なのかと考えながら，心を込めてその人々に接しなければならない．これに関連する目的は，ケアが生み出すよりよい状態や関係を持続可能とすることである．

✽ おわりに ✽

　前カンタベリー大主教ウイリムズ（Rowan Williams）が学校の子どもたちに向けた授業で，善きサマリア人の寓話を語った時，ある子どもが彼に尋ねた．「聖書のお話の頃はスマホはなかったの？」[Spencer, 2017, p. 164]

　本書で紹介したミレニアル世代のサマリア人であるロバートは，確かにスマホを持っていたし，道端で彼が発見した見知らぬ青年もスマホを持っていた．

　今のような技術がない時代，聖書の中の善きサマリア人には選択の余地が限られていた．彼があらわれる前に現場を通り過ぎた祭司やレビ人と同じように，彼はその場をやり過ごすこともできたはずである．誰かに金を払って，けが人を助けに行かせることもできたかもしれない．どちらのケースでも，その場を何もせずに通り過ぎていれば，道端に倒れていたけが人の状況は悪化したであろうし，死んでしまう可能性もあった．

　「善き」サマリア人と「ミレニアル世代」のサマリア人の物語を通し，見知らぬ人のニーズに我々はどう対応する義務があるかについて，ここまで様々な見方を議論してきた．それぞれの物語に自分が関わっているとしたら我々は何をする必要があるか，この議論がこれからも続いていく

ことを願っている．しかし，明らかなことが1つある．それは，物語は
「人生を生き生きさせる」ということである．また，フランクが言うよう
に，物語は我々に働きかけ，それによって我々は何が「行なうに値する
ことか，あるいは，避けなくてはいけないことか」が見えるようになる．

　スローエシックスの命令に従って，物語のバランスに「注意深く耳を
傾け，時間をかけてゆっくりと判断する」時，我々は固定観念を乗り越
え，日々の倫理的な関わりの美しさをより十分に味わうことができる．
例えば，ロバートを「粉雪」世代の1人と見なすレッテルを乗り越えて，
「粉雪」というたとえを違ったレンズを通して見ることができるようにな
る．すぐに溶けてしまう「粉雪」の性質や脆弱性に絡めて粉雪という言葉
をとらえるべきではない．それは，地上にゆっくりと舞い降りる美しき
人たちと見るべきなのである．2017年に51歳で亡くなった児童文学
作家ローゼンタール（Amy Krouse Rosenthal）も問うている．

> そのゆっくりと静かに舞い降り，
> あなたのもとにやってくる姿が，
> あなたには本当に
> 見えないのですか？

終　章

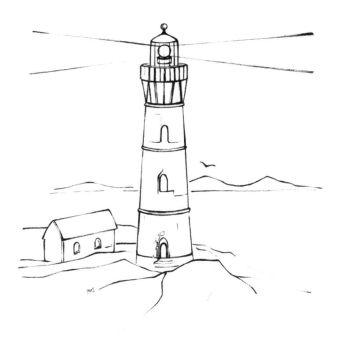

人はみな，全く同じで，似ているところもあって，全く似ていない．我々には皆，人として同じものと，その人にしかないものの両方がある．その人に独特なものは，その人のたどってきた人生経験でできている．

$\qquad\qquad$ ―オールポート(Gordon Allport, 1955)

本書は，展覧会で始まり，展覧会を通って，展覧会で終わりました．芽吹きの種は，第1章でお話ししたように，2013年にストックホルムで開かれていた「スローアート」展で蒔かれました．英国の田舎町コンプトンバーニーで「茶の旅：山々からテーブルへ」という展覧会に出会い，それが，本書を書く旅の中間点となりました．私はそこで，茶の歴史についてより多くを学び，茶の香りと味わいを楽しみ，数種類の茶を試し，茶について読み，茶道具の妙を堪能して，茶の芸術についてもたくさん知ることができました．「スロー」ということを実際にやることができたのです．

　本書の執筆を終える時が来て，本から離れるのは悲しかったですが，その時に出会ったのが，ロンドンのサマセットハウスで開かれていた「24時間365日：休むことなき世界に鳴り響く目覚まし時計の音」という名の展覧会でした．このイベントの名前は，2013年にクレアリー（Jonathan Crary）が出版した本の題名と同じで，その本が展覧会の引き金であったということです．展覧会カタログの前書きにはこうありました［Cook and Reekie, 2019］．

　　その本では，（中略）我々が生きている文化に光が当てられている．その中で我々は，昼夜を問わずスクリーンに映し出される様々なコンテンツを消費し，スクリーンの上で我々が行なうやりとりは，すべて追跡され，分析され，予測されている．著者クレアリーは，我々に注意を促している．眠ること，夢見て過ごせる時間，これが，箱詰めされて商品として送られてくることのない，我々の人生に残された最後の領域である，と［同, p. 7］.

　「スロームーブメント」に初めて興味を抱くきっかけとなったストックホルムでの衝撃以来，様々なことを調べて本書を書きながら，私にま

すますはっきりとしてきたことは，「休むことなき私たちの世界」は「ス
ローな世界」に取って代わられなければいけない，ということです．そ
れは，立ち止まること，釣り合いをとること，感謝すること，静かにす
ること，そして徳を尊ぶことを何よりも大切にする世界です．倫理的な
ケアとケアリング関係を維持しようと真剣に理解し行動しようとするな
らば，私たちは，関係する人々の様々な物語を招き入れ，その物語と関
わっていかなければなりません．倫理的感受性を磨き，公平な，愛ある
まなざしを向ける必要があります．現在と過去の学問から学ぶことが必
要です．私たちが共通して持っている人間性を考え，お互いの連帯につ
とめ，お互いに感謝し合うことこそ，私たちに必要なことです．

　サバティカルの間に，フルブライト研究者としてタスキギー大学を訪
れた時，私は，アフリカ系アメリカ人でフェミニストのクレンショー教
授（Kimberlé Crenshaw）の活動を知りました．彼女は「交差性」という
考えを示しています．それは，重なり合うアイデンティティを理解する
ための「プリズム」であり，その重なり合いが「複層的な社会の不正義」
を生み出していると彼女は主張しています．彼女の「交差性の危機」とい
うテーマのTEDトークは，米国の警察によって殺された黒人女性たちに
注目したものでした（https://www.ted.com/talks/kimberle_crenshaw_
the_urgency_of_intersectionality?language=en#t-1117495）．クレ
ンショー教授は，人種差別主義，性差別主義，同性愛忌避，性転換忌避，
健常者優先主義，階級主義，そして異性愛主義を挙げ，これらはすべて
暴力であり，その結果，偏見，差別，侮蔑を生み，またしばしば人を死
に至らしめると述べています．

　この章の冒頭に引用したオールポートの言葉は，私たち皆が持つ人間
性を振り返ってみましょうと言っているようです．例えば，「我々はそ
れぞれみな同じである」とは，人はみな生き物として同じ特徴を持って
いるということを意味しています．「我々はそれぞれほぼ同じである」と

は，楽しい経験をしたり苦しい思いをしたりという面で同じ能力を持っていることをあらわしています．「我々はそれぞれに同じ部分がある」は，クレンショー教授が言っているように，ある部分には交差し合う特徴がある，ということです．固定観念を避けるためにも，ケアをする人と受ける人にはこのような似通ったところと違うところが交差し合っていて，それがケアに何らかの意味合いと影響をもたらしていると考えてみることは，お互いにとってよいし，必要でしょう．

オールポートの言葉を考える上で大事なことは，人はそれぞれ「全く似ていないところ」があり，また，「我々には皆，人として同じものと，その人にしかないものの両方がある．その人に独特なものは，その人のたどってきた人生経験でできている」という点です．本当に，私たちは誰とも同じではありません．私たちは，自分自身の出自，能力，癖，限界，そして人生経験を持つ唯一無二の個人です．

サバティカルの旅で，私はそれまで想像もしなかった人々と出会うことができました．彼らは政治姿勢や意味のとらえ方が私とは全然違う人たちでしたが，今では絆の固い友人となっています．親切，もてなし，謙虚さといった徳は，人種や信条などの垣根を超え，同じ人間であるという思いを強めてくれると，私は学びました．「すること」と同じくらい「いること」が大事であることを学び，他者に尋ね，その声に耳を傾け，他者から学ぶことによって，人や動物，そして私たちを取り巻く環境を以前よりももっとしっかりと知るために，時間とスペースを作ることが大切であることにも，改めて気付きました．

トルコの作家，ムラート・イルダン（Mehmet Murat ildan）は次のように書いています．

よい本は灯台である．賢い人は灯台である．良心は灯台である．思いやりの心は灯台である．科学は灯台である！　それらはすべ

て，正しい道筋を示しているのだ！　暗くて岩だらけの人生航路を
安全に乗り切るために，よい本，賢い人，良心，思いやりの心，そ
して科学を，人生の道しるべとして大切にしていこう！(https://
www.goodreads.com/quotes/tag/lighthouse?page=2)

　灯台は，英国サリー大学国際ケア倫理研究所のロゴマークであり，よ
いケアの範例を照らし讃える倫理の学問と研究，そして教育を象徴して
います．ケアの複雑さのみならず，ケアの持つ前向きで楽しい特徴を照
らし出すことは非常に重要です．特に，複雑さを面倒なものとして軽視
し，軽薄で簡単な解決に走り，スピードばかり重視する今の世の中に
あっては，その重要性は決定的です．象徴としての灯台は，同時に岩だ
らけで暗い海，つまり，残念なケアの例も照らし出します．それは，そ
うしたケアをできるだけ正しく理解し，改善しようとするためです．
　本書の執筆は楽しいことでした．物語を心よくいただくことができた
のは，著者にとってこの上なくありがたいことでした．「スローエシッ
クス」の6つの要素 ―「感受性」「連帯」「スペース」「持続可能性」「学問(ス
カラシップ)」そして「物語」― これらが秘める力を浮き彫りにしてくれ
たそれぞれの物語が，ケアのアートを高めてくれることを願ってやみま
せん．本書で検討してきた「スローエシックス」の特徴は，ケアに限定さ
れるものではありません．他の職種の実践や文脈にも応用が可能なはず
です．本書が，より広くスローエシックスを取り入れてみようという会
話のきっかけになれば，幸いです．
　本書は，私の故郷ドニゴールから始まり，そこで終わるでしょうと，
序章で約束しておきました．ということで，私の母の物語に戻りましょ
う．今から60年前に母になされたことをなかったことにはできません．
私の望みはただ1つ，本書で提案したスローエシックスに取り組めば，
倫理的なケアにもっと貢献することができるだろうということです．ま

た，本書の中の物語や考えを真剣に受け止めれば，ケアにおいて，人々が侮辱されたり，つらい思いをしたり，傷つけられたりすることが減るはずであろうという期待は持ってよいと思っています．ケアの受け手がすばらしい経験をし，ケアの受け手も提供者もともに繁栄できるよう，ケアについて考える人々が倫理的なケアの役割モデルであり続け，倫理的なリーダーシップを発揮し続けていかれることも，私の願いです．

　本書の執筆を終えようとしている時，両親はドニゴールで60回目の結婚記念日を迎えていました．それを記念して集まった家族と友人は160名を超え，その機会のおかげで，両親がどれほど多くの人に愛され尊敬されているかがわかりました．また私たち家族は，両親をケアしてくださっている人々に感謝を伝えることができました．健康に恵まれて長生きし，家族や地域の人々に愛され，尊敬されるという幸運は，皆が経験できるわけではなく，ありがたく思います．

　少し振り返ってみればわかるとおり，私たち人間は，全く同じではありません．いつも正しいことをするわけでもなく，間違いを常に避けているわけでもありません．言っていることをいつも実行しているわけでもなく，自分や他者によいとわかっていることを常に行なっているわけでもありません．やらなければと思っていても，感謝の意を伝えたり，愛や親切などの徳を態度や行動に移したりしているわけでもありません．

　つまり，読者の皆さんにしても私にしても，本書で示したような「スローエシックス」をいつも実践しているわけではないのは当然です．しかし，よい人になろう，よいことをしようと思うことはできるはずですし，そう考えるべきです．拙速で，注意散漫でうわべだけ取り繕うようなやり方に心が傾きそうになった時は，スローエシックスを念頭に置いたケアのアートがどれほど実りと見返りが大きいものであるかを，私たちはよく考える必要があります．そのために倫理学者はどうするべきかについて，ウォーカー（2002）は次のように述べています．

（倫理学者が担う）責任ある仕事とは，健全な話し合いや交渉が見える形で継続できるよう，組織の中に開設した振り返りのためのモラルスペースを開放し，誰でもアクセスできるようにして，活発に活動させることである［同，p. 134］.

　ケアについて考える者として，私たちに課された責任とは，会話と振り返りのためのスペースを維持し，他者に耳を傾けてそこから学ぶ心を開放しておくことかもしれません．人の言ったことを覚えていない人についてアンジェロウ（Maya Angelou）が語った言葉を思い出しましょう．人が記憶にとどめるものは，言われたこと自体ではなく，その時に感じた気持ちである，ということを．母の場合もそうです．60年たってもいまだに，覚えているのはあの時の気持ち……．

文　献

Albom, M. 2006. *For One More Day*, Boston, MA, Little, Brown Book Group.

Alexander, L. 2016. *Deontological ethics, Stanford Encyclopedia of Philosophy*. Available at: https://plato.stanford.edu/entries/ethics-deontological/

Andrews, G. 2008. *The Slow Food Story: Politics and Pleasure*, Montreal, QC, McGill-Queen's University Press.
Available at: http://catalog.hathitrust.org/api/volumes/oclc/222517874.html [Accessed 30 December 2019].

Arras, J.D. 2017.'Nice Story but so What? Narrative and Justification in Ethics' in *Methods in Bioethics: The Way We Reason Now– John D. Arras*, pp. 75–99, Eds J. Childress and M. Adams, New York, NY, Oxford University Press.

Arthur, J. 2018. *Policy Entrepreneurship in Education: Engagement, Influence and Impact*, Oxon, Routledge.

Arthur, J. 2020. *The Formation of Character in Education: From Aristotle to the 21st Century,* London, Routledge.

Baillie, L., Gallagher, A. and Wainwright, P. 2008. *Defending Dignity– Challenges and Opportunitiese for Nursing*, London, Royal College of Nursing.

Baillie, L. 2017. An exploration of the 6Cs as a set of values for nursing practice, *British Journal of Nursing*, 26(10), 558–563.

Banks, S. and Gallagher, A. 2008. *Ethics in Professional Life: Virtues for Health and Social Care*, London, Red Globe Press.

Barbosa, A., Nolan, M., Sousa, L., et al. 2014. Psychoeducational approaches in long-term care homes: direct care workers and managers' perspectives, *Procedia - Social and Behavioral Sciences*, 131, 406–410. doi: 10.1016/j.sbspro.2014.04.138

Barina, R. 2015. New places and ethical spaces: philosophical considerations for health care ethics outside of the hospital, *HEC Forum*, 27(2), 93–106. doi: 10.1007/s10730-015-9277-5

Baron, M.W., Pettit, P. and Slote, M. 1997. *Three Methods of Ethics,* Malden, NJ, Wiley-Blackwell.

Bauckham, R. 1998. The scrupulous priest and the good samaritan: Jesus' parabolic interpretation of the law of Moses, *New Testament Studies*, 44 (4) , 475–489. doi: 10.1017/S0028688500016684

Beauchamp, T.L. and Childress, J.F. 2019. *Principles of Biomedical Ethics*, 8th ed., New York, NY, Oxford University Press.

Bellefleur, O. and Keating, M. 2016. *Utilitarianism in Public Health*, Montreal, QC, National Collaborating Centre for Healthy Public Policy.
Available at: http://www.ncchpp.ca/127/Publications.ccnpps?id_article51527

Berg, M. and Seeber, B.K. 2017. *The Slow Professor: Challenging the Culture of Speed in the Academy*, Toronto, ON, University of Toronto Press.

Blackburn, S. 1999. *Think*, Oxford, Oxford University Press.

Bloom, B.S. 1956. *Taxonomy of Educational Objectives. Cognitive Domain*, pp. 20–24, Vol. 1, London, Longman.

Breitholtz, A., Snellman, I. and Fagerberg, I. 2013. Carers' ambivalence in conflict situations with older persons, *Nursing Ethics*, 20 (2) , 226–237. doi: 10.1177/0969733012455566

Brysk, A. 2018. *The Future of Human Rights*, Cambridge, Polity.

Byrne, K. 2017. Ciúnas! The search for silence in the modern world, *Independent.ie*.
Available at: https://www.independent.ie/life/cinas-the-search-for-silence-in-the-modern-world-35374946.html [Accessed 30 December2019].

Cain, S. 2012. *Quiet: The Power of Introverts in a World that Can't Stop Talking*, London, Penguin.

Campbell, D. 2013. Mid staffs hospital scandal: the essential guide, *The Guardian*, 6 February. Available at: https://www.theguardian.com/society/2013/feb/06/mid-staffshospital-scandal-guide

Campbell, M. 2019. *Animals, Ethics and Us: A Veterinary's View of Human-Animal*

Interactions, Sheffield, 5M Publishing Ltd.

Caplan, A.L. 1982. Mechanics on duty: the limitations of a technical definition of moral expertise for work in applied ethics, *Canadian Journal of Philosophy*, 12(1), 1–18.

Caradonna, J.L. 2014. Sustainability: *A History*, New York, NY, Oxford University Press.

Carey, J. 2005. *What Good Are the Arts?* London, Faber and Faber.

Carr, D., Arthur, J. and Kristjánsson, K. Eds 2017. *Varieties of Virtue Ethics*, London, Palgrave MacMillan.

Carr, D. Ed 2018. *Cultivating Moral Character and Virtue in Professional Practice*, Oxon, Routledge.

Clark, P.M. 2014. Reversing the ethical perspective: what the allegorical interpretation of the good samaritan parable can still teach us, *Theology Today*, 71(3), 300–309. doi: 10.1177/0040573614542308

Cloutier, D.S., Martin-Matthews, A., Byrne, K. and Wolse, F. 2015. The space between: using'relational ethics' and'relational space' to explore relationship-building between care providers and care recipients in the home space, *Social & Cultural Geography*, 16 (7), 764–782.

Comte-Sponville, A. 2002. *A Short Treatise on the Great Virtues: The Uses of Philosophy in Everyday Life*, London, Heinemann.

Cook, K. 2015. *Kitty Genovese: The Murder, The Bystanders, The Crime that Changed America*, 1st ed., New York, NY, W. W. Norton & Company.

Cook, S., Reekie, J. and Crary, J. 2019. 24/7 2019: *A wake up call for our non-stop world*, London, Somerset House Trust.

Crary, J. 2013. *24/7 Late Capitalism and the Ends of Sleep*, London, Verso.

Darley, J.M. and Batson, C.D. 1973.'From Jerusalem to Jericho': A study of situational and dispositional variables in helping behavior, *Journal of Personality and Social Psychology*, 27(1), 100–108. doi: 10.1037/h0034449 de Kerangal, M. 2016. *Mend the Living*, London, Quercus Publishing, Maclehose Press.

Dong, X., Zhang, M. and Simon, M.A. 2014. The expectation and perceived receipt of filial piety among Chinese older adults in the greater Chicago area, *Journal of Aging and Health*, 26(7), 1225–1247. doi: 10.1177/0898264314541697

Downie, R.S. 1994. *The Healing Arts: An Oxford Illustrated Anthology*, Oxford, Oxford University Press.

Driver, J. 2014. The history of utilitarianism. *Stanford Encyclopedia of Philosophy*. Available at: https://plato.stanford.edu/entries/utilitarianism-history/

Dudzinski, D.M. and Shannon, S.E. 2006. Competent Patients' Refusal of Nursing Care. *Nursing Ethics*, 13(6): 608–21.

Edgar, A. 2012. Age, dignity, and social policy. In *Justice for Older People*, Ed. H.Lesser, Value inquiry book series, Vol. 245, Amsterdam; New York, NY, Rodopi.

Elders, M.J. 2011. Foreword: The Search for the Legacy of the USPHS Syphilis Study at Tuskegee. In *The Search for the Legacy of the USPHS Syphilis Study at Tuskegee*, p.xi, Eds R.V. Katz and R.C. Warren, Lanham, Lexington Books.

Ellis, M., Coulton, R. and Mauger, M. 2015. *Empire of Tea: The Asian Leaf that Conquered the World*, London, Reaktion Books.

Forss, A., Ceci, C. and Drummond, J.S. 2013. *Philosophy of Nursing: 5 Questions*, Copenhagen: Automatic Press.

Francis, R. 2013. *Report of the Mid Staffordshire NHS Foundation Trust Public Inquiry: Executive Summary*, London, H.M.S.O.

Frank, A.W. 2010. *Letting Stories Breathe: A Socio-Narratology*, Chicago; London, University of Chicago Press.

Frank, A.W. 2013. *The Wounded Storyteller: Body, Illness and Ethics*, 2nd Edition, Chicago, IL, The University of Chicago Press.

Frilund, M., Fagerström, L., Eriksson, K., et al. 2013. Assessment of ethical ideals and ethical manners in care of older people, *Nursing Research and Practice,* 2013, 1–11. doi:10.1155/2013/374132

Gallagher, A. 2003. *Healthcare Virtues and Professional Education*, *PhD thesis*, University of Central Lancashire.

Gallagher, A. 2006.'Promoting Ethical Competence' in Davis A.J., Tschudin V. and De Raeve(Eds)*The Teaching of Nursing Ethics: content and methods*, Edinburgh, Elsevier.

Gallagher, A. and Newman, J. 2019. Can the arts make us good? *Nursing Ethics*, 26(1), 5–6.

Gallagher, A. and Tschudin, V. 2010. Educating for ethical leadership, *Nurse Education Today*, 30(3), 224–227. doi:10.1016/j.nedt.2009.11.003

Gallagher, A., Cox, A., Lizama-Loyola, A. and Groothuizen, H. 2019. Generation Z's views of care and care careers: summary of project findings.
Available at: https://www.surrey.ac.uk/sites/default/files/2020-02/burdett-trust-gen-z-findings.pdf

Gallagher, A., Watson, F. and Fitzpatrick, N. 2018. Love as a core value in veterinary and medical practice: towards a humanimal clinical ethics? *Clinical Ethics*, 13(1), 1–8. doi: 10.1177/1477750917738110

Gallagher, A. 2004. Dignity and respect for dignity– two key health professional values: implications for nursing practice, *Nursing Ethics*, 11(6), 587–599.

Gallagher, A. 2011. Editorial: what so we know about dignity in care? *Nursing Ethics*, 18(4), 471–473.

Gallagher, A. 2013. Editorial: values for contemporary nursing practice: waving or drowning? *Nursing Ethics*, 20(6), 615–616.

Gallagher, A. 2017a. Care ethics and nursing practice. In *Key Concepts and Issues in Nursing Ethics*, Eds P.A.Scott. Cham, Springer International Publishing Imprint Springer. Available at: https://doi.org/10.1007/978-3-319-49250-6 [Accessed 30December 2019].

Gallagher, A. 2017b. Let's tackle'careism' and give workers the respect they deserve,

The Guardian, 22 February.
Available at: https://www.theguardian.com/social-carenetwork/social-life-blog/2017/feb/22/lets-tackle-careism-andgive-workers-the-respect-they-deserve [Accessed 30 December 2019].

Gallagher, A. 2019a. Can we right the wrongs of the past? *Nursing Ethics*, 26(4), 955–957. doi: 10.1177/0969733019853706

Gallagher A. 2019b. Humanism, Ethics and Care. In Gallagher and Herbert, 2019, *Faith and Ethics in Health and Social Care: Improving Practice through Understanding Diverse Perspectives*, 105-120, London, Jessica Kingsley Publishers.

Garneau, W.M., Harris, D.M. and Viera, A.J. 2016. Cross-sectional survey of Good Samaritan behaviour by physicians in North Carolina, *BMJ Open*, 6:e010720. doi:10.1136/bmjopen-2015-010720

Gastmans, C. 2013. Dignity-enhancing nursing care: A foundational ethical framework, *Nursing Ethics*, 20(2), 142–149. doi: 10.1177/0969733012473772

Gearhart, S.S. and Chambers, J.L. 2018. *Reversing the Cult of Speed in Higher Education: The Slow Movement in the Arts and Humanities*, 1st ed., New York, NY, Routledge.

Gebely, T. 2019. *The Philosophy of Tea*, London, The British Library.

Gillon, R. 1986. *Philosophical Medical Ethics*, Chichester; New York, NY, Wiley.

Gittoes, J. 2016. Julie Gittoes: kindness to strangers, *Julie Gittoes*, 11 July. Available at: http://juliegittoes.blogspot.com/2016/07/kindness-to-strangers.html [Accessed 30 December2019].

Gittoes, J. 2019. A view from hendon: see, respond, reach out. Available at: https://juliegittoes.blogspot.com/2019/07/seerespond-reach-out.html

Goldie, P. 2000. *The Emotions: A Philosophical Exploration*, Oxford, Oxford University Press.

Gray, F.D. 1998. *The Tuskegee Syphilis Study: The Real Story and Beyond*, Montgomery, AL, NewSouth Books.

Greenfield, E. A. 2018. Age-friendly initiatives, social inequalities, and spatial justice. In *What Makes A Good Life in Later Life?: Citizenship and Justice in Aging Societies*, Ed N. Berlinger, pp. 41–45. The Hastings Center.

Heaney, S. 1995. Nobel lecture: crediting poetry.
Available at:https://www.nobelprize.org/prizes/literature/1995/heaney/lecture/

Hechter, M. 1987. *Principles of Group Solidarity*. Berkeley, University of California Press.

Heller, N. 2014. Slow TV is here, *The New York Times*, 30 September. Available at: https://www.newyorker.com/culture/cultural-comment/slow-tv

Honoré, C. 2005. *In Praise of Slowness: Challenging the Cult of Speed*, 1st paperback ed., New York, NY, Harper One.

Hursthouse, R. 1987. *Beginning Lives*, Milton Keynes, Open University Press.

Israel, M. 2015. *Research Ethics and Integrity for Social Scientists: Beyond Regulatory Compliance*, 2nd ed., Los Angeles, London, Thousand Oaks, CA, SAGE Publications.

Issues PC for the S of B 2015.*'Ethically Impossible' STD Research in Guatemala from 1946 to 1948*, BrainFeed Press.

Jackson, T. 2017. *Prosperity without Growth: Foundations for the Economy of Tomorrow*, 2nd Edition, London; New York, NY, Routledge, Taylor & Francis Group.

Jacobsen, R. and Sørlie, V. 2012. Dignity of older people in a nursing home: narratives of care providers, *Nursing Ethics*, 17(3): 289–300.

Jarrett, C. 2017. Millennials are narcissistic? *The evidence is not so simple.*
Available at: https://www.bbc.com/future/article/20171115-millenials-are-the-most-narcissisticgeneration-not-so-fast [Accessed 30 December 2019].

Johnstone, M.J. 2016. *Bioethics: A Nursing Perspective*, 6th Edition, Chatswood, Elsevier.

Johnstone, M.J. and Hutchinson, A. 2013.'Moral distress' –time to abandon a flawed nursing construct? *Nursing Ethics*, 22(1), 5–14. doi: 10.1177/0969733013505312

Kagge, E. 2018. *Silence: In the Age of Noise*, London, Penguin Books.

Kahneman, D. 2011. *Thinking, Fast and Slow*, London, Allen Lane.

Katz, R.V. and Warren, R.C. Eds 2011. *The Search for the Legacy of the USPHS Syphilis Study at Tuskegee*, Lanham, MD, Lexington Books.

King, V. 2018. *Good Vibes, Good Life: How Self-Love is the Key to Unlocking Your Greatness*, London, Hay House.

Kline, N. 1999. *Time to Think: Listening to Ignite the Human Mind*, London, Cassell.

Konishi, E., Yahiro, M., Nakajima, N., et al. 2009. The Japanese value of harmony and nursing ethics, *Nursing Ethics*, 16(5), 625–636. doi: 10.1177/0969733009106654

Kristjánsson, K., Verghese, J., Arthur, J., Moller, F. and Ferkany, M. 2017. Virtuous practice in nursing, Research Report the Jubilee Centre for Character & Virtues.

Birmingham, University of Birmingham. Kristjánsson, K. 2020. *Flourishing as the Aim of Education: A Neo-Aristotelian View*, London, Routledge.

Levine, A.J. 2011. Good samaritan teaches compassion for the enemy the chautauquan daily. Available at: https://chqdaily.wordpress.com/2011/08/17/levine-good-samaritan-parable-teaches-compassion-for-the-enemy/

Lewis, C.S. 2019. *The Reading Life: The Joy of Seeing New Worlds through Others' Eyes*, London, William Collins.

Lillekroken, D., Hauge, S. and Slettebø, A. 2017. The meaning of slow nursing in dementia care, *Dementia*, 16(7), 930–947.

Lindemann, H. 2001. *Damaged Identities, Narrative Repair*, Ithaca, NY, Cornell University Press.

Longley, M. Ed 1988. *Louis McNeice: Selected Poems*, London, Faber and Faber.

Macklin, R. 2003. Dignity is a useless concept, *BMJ*, 327(7429), 1419–1420.

MacIntyre, A. 1997. *After Virtue*, 2nd Edition, London, Duckworth.

MacPherson, S. and Hiskey, S. 2016. Is the NHS really suffering a crisis of compassion? *Cost of Living*, 11 Febuary.
Available at: https://www.cost-ofliving.net/is-the-nhs-reallysuffering-a-crisis-of-compassion/

Marseille, E. and Kahn, J.G. 2019. Utilitarianism and the ethical foundations of cost-effective analysis in resource allocation for global health, *Philosophy, Ethics, and Humanities in Medicine*, 14(5). doi: 10.1186/s13010-019-0074-7

Mayeroff, M. 1971. *On Caring*, New York, NY, Harper and Row.

McCartney, J. 2018. *The Little Book of Sloth Philosophy: How to Live Your Best Sloth Life*, London, HarperCollins.

McDonough, R. 2015. Make every encounter count, *Pharmacy Today*. Available at: https://www.researchgate.net/publication/296471738_Make_every_encounter_count

McElwain, A. 2017. *Slow at Work: How to Work Less, Achieve More and Regain Your Balance in an Always-on*, Dublin, World Gill Books.

McKittrick, D., Kelters, S., Feeney, B., Thornton, C. and McVea, D. 2008. *Lost lives: The stories of the men, women and children who died as a result of the Northern Ireland troubles*, Edinburgh, Mainstream Publishing Company(Edinburgh)Ltd.

Murdoch, I. 1970. *The Sovereignty of Good*, Reprint. Routledge classics, London, Routledge.

Narain, N. and Narain Phillips, K. 2017. Self-Care for the Real World: Practical self-care advice for everyday life.
Available at: https://www.amazon.co.uk/gp/offer-listing/1786331128/ref5tmm_hrd_used_olp_0?ie5UTF8&condition5used&qid5&sr5

Narvaez, D. and Endicott, L. 2009. *Ethical Sensitivity*, Notre Dame, IN, Alliance for Catholic Education Press at the University of Notre Dame.

Ncube, L.B. 2010. Ubuntu: A transformative leadership philosophy, *Journal of Leadership Studies*, 4(3), 77–82. doi:10.1002/jls.20182

Nordenfelt, L. 2004. The varieties of dignity, *Health Care Analysis*, 12(2), 83–89.

Nuffield Council on Bioethics. 2011. *Solidarity: Reflections on an Emerging Concept in Bioethics*, London Nuffield Council on Bioethics.
Available at: https://nuffieldbioethics.org/publications/solidarity

Nuffield Council on Bioethics. 2019. *Disagreements in the Care of Critically Ill Children: Bioethics Briefing Note*, London, Nuffield Council on Bioethics.
Available at: https://www.nuffieldbioethics.org/publications/disagreements-in-the-care-of-critically-ill-children

Nursing and Midwifery Council. 2019. Regulators to unite to support reflective practice across health and social care. Available at: https://www.nmc.org.uk/news/press-releases/joint-statement-reflective-practice/

O'Donohue, J. 2007. *Benedictus: A Book of Blessings*, London, Transworld Publishers.

Ogawa, Y. 2010. *The Housekeeper and the Professor*, London, Vintage Books.
Available at: http://www.vlebooks.com/vleweb/product/openreader?id-5none&isbn59781409076667 [Accessed 30 December 2019].

Okakura, K. 1906. *The Book of Tea*, London, Penguin Books.

Olthius, G., Kohlen, H. and Heier, J. 2014. *Moral Boundaries Redrawn: The Significance of Joan Tronto's Argument for Political Theory, Professional Ethics, and Care as Practice*, Leuven, Peeters Publishers.

Paley, J. 2014. Cognition and the compassion deficit: the social psychology of helping behaviour in nursing, *Nursing Philosophy*. doi: 10.1111/nup.12047

Parker, F.M., Lazenby, R.B. and Brown, J.L. 2013. The relationships of moral distress, ethics environment and nurse job satisfaction online, *Journal of Health Ethics*, 10(1).
Available at: https://aquila.usm.edu/cgi/viewcontent.cgi?article51054&context5ojhe

Pask, E.J. 1997. Developing moral imagination and the influence of belief, *Nursing Ethics*, 4(3), 202–210.

Pauly, B., Varcoe, C., Storch, J. and Newton, L. 2009. Registered nurses' perceptions of moral distress and ethical climate, *Nursing Ethics*, 16(5), 561–573.

Pershouse, D. 2016. *TheEcology of Care:Medicine, Agriculture, Money, and the Quiet*

Power of Human and Microbial Communities, Thetford Center, VT, Mycelium Books.

Pinker, S. 2008. *The stupidity of dignity, New Republic*. 28 May. Available at: http://www.ub.edu/valors/Estilos%20UB/imatges/Documents/The%20stupidity%20of%20dignity.pdf

Rappaport, E.D. 2017. *A Thirst for Empire: How Tea Shaped the Modern World*, Princeton, NJ, Princeton University Press.

Reilly, L. 2017. *The story behind John Cages' 4'33"*, *Mental Floss*, Available at: https://www.mentalfloss.com/article/59902/101-masterpieces-john-cages-433

Reverby, S.M. 2009. *Examining Tuskegee: The Infamous Syphilis Study and its Legacy*, Chapel Hill, NC, University of North Carolina Press.

Roach, M.S. 1992. *The Human Act of Caring: A Blueprint for the Health Professions*, Ottawa, ON, Canadian Hospital Association Press.

Robach, C., Berggren, G. and Nationalmuseum. 2012. *SlowArt*, Stockholm, Nationalmuseum.

Robb, B. 1967. *San Everything– A Case to Answer*, London, Thomas Nelso and Sons Ltd.

Sala Defilippis, T.M.L., Curtis, K. and Gallagher, A. 2019. Conceptualising moral resilience for nursing practice, *Nursing Inquiry*, 26(3), e12291. doi: 10.1111/nin.12291

Schluter, J., Winch, S., Holzhauser, K., et al. 2008. Nurses' moral sensitivity and hospital ethical climate: a literature review, *Nursing Ethics*, 15 (3) , 304–321. doi: 10.1177/0969733007088357

Schön, D.A. 1987. *Educating the Reflective Practitioner: Toward a New Design for Teaching and Learning in the Professions*, 1st ed., San Francisco, CA, Jossey-Bass.

Sedergreen, C. 2002. Rapid response: two great doctors, *BMJ*, 324, 7353.

Seedhouse, D. and Gallagher, A. 2002. Undignifying institutions, *Journal of Medical Ethics*, 28, 368–372.

Sellman, D. 2005. Towards an understanding of nursing as a response to human vulnerability, *Nursing Philosophy*, 6(1), 2–10. doi: 10.1111/j.1466-769X.2004.00202.x

Shotton, L. and Seedhouse, D. 1998. Practical dignity in caring, *Nursing Ethics*, 5(3), 246–255.

Siles-González, J. and Solano-Ruiz C. 2016. Sublimity and beauty: A view from nursing aesthetics, *Nursing Ethics*, 23(2): 154–166

Singer, P. 1991. A Companion to ethics. 29. ed. *Blackwell Companions to Philosophy 2*, Malden, MA, Blackwell.

Spencer, N. 2017. *The Political Samaritan: How Power Hijacked a Parable*, London, Bloomsbury.

Subramanian, S. 2017. *In the 1940s, U.S. researchers infected hundreds of Guatemalans with syphilis. The victims are still waiting for treatment.* Available at: http://www.slate.com/articles/health_and_science/cover_story/2017/02/guatemala_syphilis_experiments_worse_than_tuskegee.html [Accessed 30 December 2019].

Sunim, H. 2012. *The Things You Can See Only When You Slow Down: How to be Calm in a Busy World*, London, Penguin.

Sweet, V. 2012. *God's Hotel: A Doctor, A Hospital and A Pilgrimage to the Heart of Medicine*, New York, NY, Riverhead Books.

Sweet, V. 2018. *Slow Medicine: The Way to Healing*, London, Penguin Books.

Universities UK. 2019. The concordat to support research integrity. Available at: https://www.universitiesuk.ac.uk/policy-and-analysis/reports/Documents/2019/the-concordatto-support-research-integrity.pdf [Accessed 30 December 2019].

The National Commission for the Protection of Human Subjects of Biomedical and Behavioural Reseach. 1979. The Belmont Report.
Available at: https://www.hhs.gov/ohrp/regulations-and-policy/belmont-report/read-the-belmontreport/index.html

The Presidential Commission for the Study of Bioethical Issues. 2011. "Ethically Impossible" STD Research in Guatemala from 1946 to 1948.

Available at: https://bioethicsarchive.georgetown.edu/pcsbi/node/280.html

The Reading Agency. 2020. wellbeing and mental health, *Reading Friends*. Available at: https://traresources.s3.amazonaws.com/uploads/entries/document/4318/Wellbeing_ and_mental_health.pdf

Tirri, K. and Nokelainen, P. 2011. *Measuring Multiple Intelligences and Moral Sensitivities in Education*, Rotterdam, Sense Publishers. Available at: http://site.ebrary.com/ id/10528982 [Accessed 30 December 2019].

Titus, S.L., Wells, J.A. and Rhoades, L.J. 2008. Repairing research integrity, *Nature*, 453(7198), 980–982. doi: 10.1038/453980a

Townsend, P. 1962. *The Last Refuge: A Survey of Residential Institutions and Homes for the Aged in England and Wales*, London, Routledge and Kegan Paul.

Tronto, J. and Fisher, B. 1991. Towards a feminist theory of care. In Abel, E.K. and Nelson, M.K. *Circles of Care: Work and Identify in Women's Lives*, p. 40, New York, NY, University of New York Press.

Tronto, J.C. 1993. *Moral Boundaries: A Political Argument for an Ethic of Care*, New York, NY, Routledge.

Twenge, J.M. 2006. *Generation Me: Why today's young Americans are more confident, assertive, entitled–and more miserable and ever* before, New York, NY, Free Press.

United Nations. 2019. Sustainable development goals.
Available at: https://www.un.org/sustainabledevelopment/

Upshur, R.E.G. 2011. Ask not what your REB can do for you; ask what you can do for your REB, *Canadian Family Physician*, 57, 1113–1114.

Vanlaere, L., Coucke, T. and Gastmans, C. 2010. Experiential learning of empathy in a care-ethics lab, *Nursing Ethics*, 17(3), 325–336. doi: 10.1177/0969733010361440

van Heijst, A. 2011. *Professional Loving Care: An Ethical View of the Healthcare Sector*, Louvain, Peeters.

Wainwright, P. and Gallagher, A. 2008. On different types of dignity in nursing care: a critique of Nordenfelt, *Nursing Philosophy*, 9, 46–54.

Walker, M.U. 1993. Keeping moral space open: new images of ethics consulting, *Hastings Center Report*, 25(2), 33–40. doi: 10.2307/3562818

Walker, M.U. 2003. *Moral Contexts*, Lanham, MD, Rowman & Littlefield.

Walker, M.U. 2006. *Moral Repair: Reconstructing Moral Relations after Wrongdoing*. Cambridge, Cambridge University Press.

Warnock, G.J. 1971. *The Object of Morality*, London, Methuen.

Wielenberg, E.J. 2019. Secular Humility. In *Humility*, Chapter 2, pp. 41–63, Ed J. Cole Wright, New York, NY, Oxford University Press.

Wolf, S. 1982. Moral saints, *The Journal of Philosophy*, 79(8), 419–439.

Wright, J.C. 2019. *Humility*, New York, NY, Oxford University Press.

Yancey, P. and Stafford, T. 2006. *NIV Student Bible*, Grand Rapids, MI, Zondervan.

Youngson, R. 2012. *Time to Care: How to Love Your Patients and Your Job*, Raglan, Rebelheart Publishers.

Zhang, N., Li, J., Xu, Z., et al. 2019. A latent profile analysis of nurses' moral sensitivity, *Nursing Ethics*, 096973301987629. doi: 10.1177/0969733019876298

Zimbardo, P. 2007. *The Lucifer Effect: How Good People Turn Evil*, London, Rider.

邦訳参照文献

序　章

ミッチ・アルボム著，小田島則子・小田島恒志訳：もう一日，NHK出版，2007

第1章

ミルトン・メイヤロフ著，田村　真・向野宣之訳：ケアの本質―生きることの意味，ゆみる出版，1987

ドナルド・ショーン著，柳沢昌一・村田晶子訳：省察的実践者の教育―プロフェッショナル・スクールの実践と理論，鳳書房，2017

第2章

南　裕子：日本の臨床看護において経験を積むということは？看護管理4(5)：302，1994

アイリス・マードック著，菅　豊彦・小林信行訳：善の至高性―プラトニズムの視点から，九州大学出版会，1992

岡倉天心著，桶谷秀昭訳：茶の本，講談社学術文庫，1994

第4章

スーザン・ケイン著，古草秀子訳：内向型人間の時代―社会を変える静かな人の力，講談社，2013

アーリング・カッゲ著，田村義進訳：静寂とは，辰巳出版，2019

第7章

英和対照新改訳　新約聖書，42刷，日本聖書刊行会，2000

アーサー・フランク著，鈴木智之訳：傷ついた物語の語り手―身体・病い・倫理，ゆみる出版，2002

アラスデア・マッキンタイア著，篠崎　榮訳：美徳なき時代，みすず書房，1993

あとがき

　本書の原稿を出版社に手渡した数週間後，英国をはじめ多くの国が新型コロナウイルス感染症（COVID-19）に対応して都市封鎖を行ないました．自らが人を傷つけたり助けたりする可能性を秘めた存在であると知っている人にとって，話題の中心になったのは倫理でした．「スローダウン」することを余儀なくされた結果，人々は今，一番大事なことは何か，人の脆弱性とは，ケアの必要性と可能性とは何かについて，振り返る時間を手に入れています．人類は，もうCOVID-19以前のような状態には戻れないでしょう．結果として私たちは，もう少し「マシ」になれるのではないかと思います．より感謝の心を持ち，より謙虚に，より寛大に，より愛を持ち，お互いの連帯をもっと強めるであろう，という意味において，です．

　本書の校正を終えた時，希望に満ちた詩の存在を知りました（BBCラジオ4チャンネルに出演していたキーン（Fergal Keane）に感謝）．アイルランド人の詩人で哲学者のオドノヒュー（John O'Donohue）の詩を記して，本書を閉じたいと思います．

> いまはしばらく，
> 壁にもたれてゆっくりしよう，
> 危うい雲間の晴れるまで……
> 心ひらいてしばらく待てば
> やがてよくなる時が来る

訳者あとがき

　2020年，新型コロナウイルスの感染拡大による都市封鎖のさなかに著者アン・ギャラガー氏は本書原稿を出版社に手渡したそうです．その年の12月，序章で登場するギャラガー氏の父上がCOVID-19で亡くなったと知らされました．ここに改めてご冥福をお祈りいたします．

　同じく2020年10月末，共訳者小西恵美子氏から『*Slow Ethics and the Art of Care*』という本を一緒に訳さないかという提案を受けました．原書の概要を読んで，提案にのることを即決しました．時代の流れが変わりつつある．その変化の一端をこの本は説明してくれていると思いました．3ヵ月前に実父を亡くした反動で，やがてこの世を去る身なら，1つくらい挑戦してみよう，という思いもありました．

　訳し始めて1年半，翻訳の作業も校正刷の段階まで来た2022年2月24日，ロシアがウクライナに侵攻を始めました．人類存亡の危機となる疫病と戦争のダブルパンチが，今また地球全体に深刻な影響を及ぼしています．

　こんなとき私たちは，なにを考え，どう行動すればいいのか？　そのポイントを示してくれるのが「スローエシックス」であると思います．「スローエシックス」の6つの要素は，「感受性」「連帯」「スペース」「持続可能性」「学問（スカラシップ）」そして「物語」．

　他人の気持ちはおろか，自分の本心さえ気がつかないという矛盾を抱えるのが人間です．それでもなお，言葉を交わして思いを伝え受け取ろうとする努力は，感受性を高めていくでしょう．お互いに落としどころを探って歩み寄り，手を取り合って実践し，少しでもよりよいものを生みだそうとするには，単なる物理的空間ではなく，気兼ねなく話ができるスペースがいります．そこでの話し合いは，自分の経験だけでなく，

過去からの知恵や知識も踏まえて，建設的であることが望ましい．将来の予測や未来への期待は，過去から導かれ受け継がれたものを維持しつつ，少しずつ変えながら次に渡していくほうが，安心，安全で着実に持続するはずです．こうした一連の流れややりとりを人が自らの人生として語れば，それはもう，立派な1つの物語です．「スローエシックス」は，今一度私たちそれぞれに，進むスピードを少し緩め，自らを振り返り，周囲を見渡しながら自分の物語を意識するよう，うながしているのではないでしょうか．

「ちょっとタイム！ それって，ほんとに大丈夫？」私にとって，あなたにとって，まして世界や地球にとって，なにが真で，なにが善く，なにが美しいかは，すぐに答えは出ません．時間とともに変化もします．だからこそ人類は考え続け，問い続けることをやめてはいません．今という時代に，今という時代を問い続けるための手掛かり，それが「スローエシックス」の6つの要素だと思います．

そのようなことを思いつつ，原書本文全体をまずは私が翻訳しました．出来上がった1次訳を小西氏に提示し，2人でクロスチェックを行いました．ギャラガー氏が挙げている多くの参考文献も両訳者で随時原文を参照し，確認しました．すでに邦訳のある文献については，その訳を最大限に活用させてもらいつつ，原書を参照し，本書訳者2人の責任で部分的に修正を加えつつ翻訳しました．ギャラガー氏本人にも直接連絡を取り，文意や誤植について確認しました．その2次訳を南江堂編集部に点検してもらい，加筆修正の提案をいただきました．その提案をもとに訳者2人に出版社を加えた3人でさらに検討，推敲を重ね，3次訳の結果をみなさんにお届けしている次第です．

本が売れないという出版業界の厳しい状況にもかかわらず，小西氏の実績を信頼してこの翻訳・出版の企画を引き受け，絶好の機会をくださった出版社 南江堂に，この場を借りて深く感謝の意を表します．特

に，看護編集部の山口慶子さんは，率直かつ緻密な推敲を提案してくだ
さいました．おかげでこちらの勘違いが修正され，原文の理解が大いに
広がり，深まりました．制作部の髙橋幸子さんは，読み物として読者に
優しい字体と装丁をご提案いただき，素敵な本に仕上げてくださいまし
た．お2人のご尽力，本当にありがとうございました．

　わが父と母に，ありがとう．翻訳している姿をいつも応援してくれた
わが妻にも，ありがとう．元気に巣立ってくれた娘と息子にも，ありが
とう．心慰めてくれる愛犬ピースと愛猫さくらにも，ありがとう．

Memento mori.　　Festina lente.　　Carpe diem.
盛者必衰　　　　　悠々自適　　　　　一期一会
儚き世　　　　　　あせることなく　　花よ咲け

由布岳・鶴見岳・高崎山を一望しつつ
宮内信治

　著者のアン・ギャラガー（敬称略）は，何度か来日して講演し，また，
本書にあるように，サバティカルで京都橘大学に滞在されましたので，
ご存じの方も多いと思います．グリーンのスーツに身を包み，看護倫理
を語る彼女の澄んだ声に思いを馳せながら序章を読むと，生い立ちが記
されていました．11歳で学校を離れて農家の子守りとして働いたお母
さん，スコットランドで建設の仕事につき，つましい生活をしながらア
イルランドに残した家族に稼いだお金を送金していたお父さん．子ども
時代の貧しさは私も同じで，とても共感するとメールすると，「そう，
私たちケアする人のほとんどは，過去に，あるいは今も，貧しさを経験

しています．これはとても大事なことと思っています」と返事がきました．

　本書副題の「ケアする倫理の物語」の最初に登場するのは日本の看護師です（第2章「感受性」）．2019年頃のこと，ギャラガーのリクエストにより当看護師の了承を得てこの物語を送ると，すぐに，The story is beautiful! とメールが来て，やがて，「感受性」と題する原稿が届き，彼女が「スローエシックス」という本を執筆していることを知りました．がん末期で疼痛と不眠に苦しみ看護師や家族を遠ざけていた患者を，「お茶でもしますか？」とナースステーションに誘う看護師，ポツリポツリと話し始める患者と共にする一杯のお茶，深夜のひと時と空間，それと静けさ．この看護師のケアの物語には私自身感激していたのですが，ギャラガーはそこに，「和」という日本の価値観と「看護のアート」を読み取り，また茶の文化を織り交ぜて，ケアにおける「感受性」を洞察し，この看護師の高度な倫理的感受性を讃えます．自国の文化と看護師を誇らしく思うとともに，よいケアは患者によい変化をもたらし，国境を越えて人を感動させる力があるという思いをさらに強くしました．

　本書の物語には，英国の獣医師（第5章「持続可能性」）や，ラグナホンダという米国の病院の看護師たち（第6章「学問（スカラシップ）」）も登場します．この人たちのよいケアはどれもささやかで美しく感動的です．ただし例外は，アフリカ系アメリカ人の多数の被験者に，残忍で非倫理的な「タスキギー梅毒実験」を40年間実施した米国公衆衛生局の医師たちです（第3章「連帯」）．人はなぜこういうことをなしうるのかと著者は問い，そしてなお，この事件の助手をつとめ，加害者と見なしうる看護師リバースに思いを寄せます．リバースについて，「自分に専門職としての権限を与える看護する声（ケアリングの声）を失い，命令に従えという声に傾いていったのかもしれない」，「そのことで彼女は後年深く苦しんでいた」を引用し，著者はこの看護師を「公平で温かいまなざし」

をもって理解しようと努めるのです．このように，著者の眼は人間に注がれ，「見捨てない」，「振り返り」，「謙虚さ」などの，ケアする人の徳を綴ります．「人間」は看護の4つのパラダイムの1つでもあります．著者ギャラガーはゆるぎない看護の人，ケアする人であると思います．

ギャラガーは，ケアする人たちや看護学生への倫理教育に携わっていますが（第4章「スペース」），本書では倫理を教えようとはしていません．本書の物語たちをとおして，よいケア，悪いケア，ケアする倫理を考えるのは読者の役目であろうと思います．

日本では，ナラティブへの関心が最近特に高まっており，ナラティブとは何かについて色々な意見があるようです．著者自身はその点には触れずに，物語，あるいはナラティブと書いていますので，そのように訳しました．ただ，特に倫理におけるナラティブについては，マーガレット・ウォーカーという哲学・倫理学者の意見（第4章）は参考になると思います．

また，倫理と道徳という言葉も，同じものだ，厳密には違う，という意見がありますが，そのことには触れずに，倫理，道徳と書かれていますので，訳もそれに従いました．

エシックスの日本語は倫理，それにスローを組み合わせた「スローエシックス」は，「目先に囚われずに深く状況を見る」，「過去の知に立ち返る」（第7章「物語」），そして，「私の望みはただ1つ，本書で提案したスローエシックスに取り組めば，倫理的なケアにもっと貢献することができるだろうということです」（終章）等と，著者は述べます．この素晴らしい本をぜひ翻訳したいとの私どもの願いを，新型コロナウイルス感染拡大という困難な状況にもかかわらず実現させてくださった出版社 南江堂に，心からお礼を申し上げます．特に，看護編集部の山口慶子さんは，1年半にわたる翻訳作業に終始関わってくださった上に，終盤の数ヵ月は訳者のクロスチェックに加わって，わかりにくいところやもっとよい

訳など，大事な示唆をくださり，とてもありがたかったです．また，挿絵や字体，装丁などにわたり素敵な本に仕上げてくださった制作部の髙橋幸子さん，本当にありがとうございました．

　最後に，著者 アン・ギャラガーの感謝の言葉をお伝えいたします．彼女からのメールにはいつも，「日本の皆様に読んでいただけるのは大きな名誉です．ありがとう，ありがとう」とありました．

小西恵美子